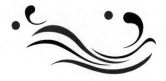

肾脏病防治

SHENZANGBING FANGZHI BAIWENBAIDA

百问百答

金一顺　耿振波◎主　编

海峡出版发行集团 | 福建科学技术出版社
THE STRAITS PUBLISHING & DISTRIBUTING GROUP | FUJIAN SCIENCE & TECHNOLOGY PUBLISHING HOUSE

图书在版编目（CIP）数据

肾脏病防治百问百答 / 金一顺, 耿振波主编. —福州：
福建科学技术出版社, 2024.7
ISBN 978-7-5335-7303-4

Ⅰ.①肾… Ⅱ.①金… ②耿… Ⅲ.①肾疾病 – 防治 –
问题解答 Ⅳ.①R692-44

中国国家版本馆CIP数据核字（2024）第103831号

出 版 人　郭　武
责任编辑　林　栩
特约编辑　杨　沛
装帧设计　吴　可
责任校对　林峰光　　蔡雪梅

肾脏病防治百问百答

主　　编　金一顺　耿振波
出版发行　福建科学技术出版社
社　　址　福州市东水路76号（邮编350001）
网　　址　www.fjstp.com
经　　销　福建新华发行（集团）有限责任公司
印　　刷　福建省金盾彩色印刷有限公司
开　　本　889毫米×1194毫米　1 / 32
印　　张　5.25
字　　数　113千字
版　　次　2024年7月第1版
印　　次　2024年7月第1次印刷
书　　号　ISBN 978-7-5335-7303-4
定　　价　48.00元

国家"中西医协同'旗舰'医院建设试点项目"系列丛书

| 编委名单 |

肾脏病防治百问百答

| 编委名单 |

主　审　严晓华

主　编　金一顺　耿振波

副主编　张　丽　黄昉萌

编　委（按姓氏笔画排序）

王　凌　叶　颖　刘阳萍　李　洲

陈　丽　陈　莹　陈　翔　骆杰伟

戴超俊　魏　佳

前言 FOREWORD

本书的编写旨在为广大读者提供一份实用的肾脏疾病防治手册，通过科学、严谨、易懂的方式，帮助读者更好地了解肾脏疾病的相关知识，掌握预防和治疗肾脏疾病的方法，提高自身的健康意识和健康素养，从而更好地保护自己的肾脏健康。

本书强调了肾脏疾病的多学科综合治疗，即采用中西医结合、综合治疗的方法，针对不同类型的肾脏疾病，选择不同的治疗方法，从而达到更好的治疗效果。我们也强调肾脏疾病的个体化治疗，即根据患者的具体情况和病情特点，制订个性化的治疗方案，同时融入全国名老中医、福建省名中医严晓华教授的临床经验，从而更好地为肾脏疾病患者提供治疗和康复方案，提高治疗效果。

需要提醒读者的是，肾脏疾病是一种常见的疾病，并不可怕。只要我们掌握了正确的预防和治疗方法，保持健康的生活方式和良好的心态，就能够有效地预防和治疗肾脏疾病。

希望本书能够为广大读者提供有益的参考，让大家更好地了解和应对肾脏疾病，守护肾脏健康。编写组水平有限，难免挂一漏万，希望专业人士及广大读者予以批评指正！

本书的编写得到严晓华全国名老中医药专家传承工作室、严晓华福建省名中医传承工作室、国家"中西医协同'旗舰'医院建设试点项目"的大力支持，在此表示感谢！

编者

2024 年 5 月

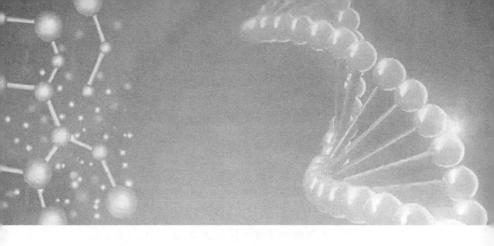

目录 CONTENTS

基础知识篇

一、西医基础知识

1. 肾脏有哪些生理功能

作为人体内重要的器官，肾脏在我们的生命健康中扮演着关键角色。这对体积很小但功能强大的器官位于腰部脊柱两侧，左右各一个，形状像蚕豆。它们负责处理体内的代谢废物，调节体内水分和电解质的平衡，参与调节血压，并且能合成一些重要的激素。以下我们将一一解析肾脏的这些重要生理功能。

首先，肾脏的最基本功能是通过自身精细复杂的滤过系统，将机体代谢产物、毒性物质和过多的水分过滤出来。这个过程主要发生在肾小球中，滤过的液体我们称为初尿。这个初尿中含有水、电解质、尿素、尿酸、肌酐等物质。

然后，肾小管会将初尿中的有用物质进行重吸收，包括葡萄糖、氨基酸、水分、钠、氯、磷酸等，使这些有用物质重新回到血液循环中，维持体内的平衡状态。此外，肾小管还有另一个功能，那就是能分泌一些物质，例如氢离子、钾离子等，参与体内酸碱平衡的调节。

肾脏还承担着调节水电解质平衡的任务。通过调节钠、钾、氯、钙、磷等离子的浓度，确保了身体内的电解质和水分处于平衡状态。一旦这种平衡被打破，就可能对我们的心脏、肌肉和其他重要器官及组织造成不良影响。

同样重要的是，肾脏也负责调节体内的酸碱平衡。通过分泌氢离子或重吸收碳酸氢盐等物质，肾脏能确保血液的 pH 值始终在正常范围内，保持体液的稳定性。

此外，肾脏通过调节血容量和血压，以保持身体内的循环平衡。当血压偏低时，肾脏分泌肾素，激活肾素–血管紧张素–醛固酮系统，促使血压上升。

最后，肾脏还是一个激素制造工厂。它能合成一些重要的激素，如肾素和促红细胞生成素。肾素可以调节血压，而促红细胞生成素则能刺激骨髓产生更多的红细胞，维持血液中红细胞的数量。肾脏还能转化维生素 D 的活性形式，帮助身体吸收钙，对维持骨骼健康有着至关重要的作用。

总的来说，肾脏的每一项功能都是为了维护我们的身体健康和生命活力。因此，了解肾脏的生理功能，以及它们如何影响我们的身体，对于我们维护健康、预防疾病的发生具有重要的意义。

2.肾脏在酸碱平衡中有哪些作用

肾脏是人体重要的排泄和调节器官，负责维持体内水分、电解质和酸碱平衡。酸碱平衡的调节主要依靠肾脏排泄酸性物质来调节，这里的酸性物质是指氢离子。当血液酸性物质较多时，肾脏会排泄更多的氢离子，以减少血液的酸性。相反，当血液碱性物质较多时，肾脏减少氢离子的排泄，以增加血液的酸性。同时肾脏还能重吸收碱性物质如碳酸氢盐，从尿液中回收它，也能防止体液"过酸"，从而调节血液的酸碱平衡。此外，肾脏还能合成新的碳酸氢盐，增强血液的缓冲作用。缓冲物质可以帮助稳定血液的 pH 值，防止酸碱平衡的突然变化。肾脏合成新的碳酸氢盐可以增加血液的缓冲能力，使其更能适应外界环境的变化。

改变人体"酸碱体质论"的推销大多是"智商税"。如一些商家利用"酸碱体质论"推销所谓的"碱性水机"，声称能够通过改变饮用水的酸碱度来调节人体的酸碱平衡。尤其是老年人，由于对健康的关注和对这一理论的误解，容易成为这一伪科学理论的受害者。通过饮食改变人体酸碱平衡的观点本身就是伪科学，老年人购买这些所谓的碱性水机不仅浪费金钱，而且可能对身体健康产生潜在的危害。科学研究已证明，人体酸碱平衡主要由肾脏等自身系统调节，与饮食无直接关联。对于老年人来说，保持内分泌、肾脏功能的正常，合理膳食和适量运动更为重要。如果有任何健康问题，应向医生或营养专家寻求专业建议，而不是被市场上的伪科学理论所迷惑。

3. 肾脏疾病的病因有哪些

肾脏是我们身体中至关重要的器官，它们在排泄废物、调节电解质和维持血压稳定等方面起着关键作用。然而，许多因素都可能导致肾脏疾病，影响其正常功能。主要有遗传、感染、药物和毒素、免疫系统反应、代谢异常和基础疾病等几个方面。

4. 遗传是如何影响肾脏健康的

肾脏疾病的发生可能与我们的基因有关。有些肾脏疾病是遗传的，这意味着父母可能会把导致肾脏疾病的基因传给他们的孩子。举个例子，多囊肾就是一种常见的遗传性肾脏疾病，患者的肾脏会形成许多小囊，这些小囊就像气球一样扩大，挤占了正常的肾脏细胞，从而影响肾脏的正常功能。而奥尔波特综合征（Alport Syndrome，AS，又称遗传性肾炎）是一种由于肾小球基底膜的遗传性缺陷而引起的肾脏疾病，其临床表现可包括血尿、蛋白尿、肾功能不全和听力丧失等。如果预先知道自己有患遗传性肾脏疾病的可能，可以及早进行基因检测，早期治疗对预防肾脏损伤非常重要。

5. 药物和环境因素是如何影响肾脏健康的

药物和环境因素也可能导致肾脏疾病。非甾体抗炎药（NSAD）是一类广泛用于缓解疼痛、消炎和退热的药物，比如常见的阿司匹林、布洛芬等。尽管它们在缓解疼痛和抗炎方面具有优良的效果，但长期或大剂量使用确实可能导致肾脏损伤，造成肾功能下降，甚至肾衰竭。尤其对于老年人来说，因为肾脏功能下降，加上可能存在的慢性疾病如高血压、糖尿病等，他们对这类药物的敏感性可能会更高。因此，长期使用这类药物的老年人需要定期进行肾功能的检测，以便早期发现可能出现的问题。此外，环境因素如重金属（铅、镉和汞）和某些工业化学品的暴露，农药和有机溶剂的接触，以及空气和水污染，均可对肾脏健康构成威胁。空气中的细颗粒物（$PM_{2.5}$）和污染的饮用水源，特别是那些含有工业废物和农药的，可通过血液循环影响肾脏，引起炎症和氧化应激，从而损害肾功能。认识到这些风险因素，并采取适当的预防措施，是保护肾脏健康、预防肾脏疾病的关键。同时，这也对环境保护和工作场所安全提出更高的要求，以减少有害物质的人体暴露。

6. 免疫反应对肾脏疾病的影响

肾脏疾病可能由免疫系统的紊乱导致。当我们的免疫系统正常工作时，它会保护我们免受细菌、病毒的侵害。但有时，免疫系统可能会错误地攻击我们自己的身体，这就是所谓的自身免疫疾病。这种攻击可能会导致肾小球肾炎，这是一种肾脏疾病，会影响肾脏对血液的过滤。例如，IgA 肾病是最常见的肾小球疾病之一，免疫反应在其中起着重要的作用。在 IgA 肾病中，IgA 类抗体被沉积在肾小球中，激活补体和炎症反应并导致肾小球毛细血管内皮和系膜细胞受损。血小板和白细胞的血管内聚合物或栓塞，可进一步导致出现蛋白尿、血尿等症状。

7. 糖尿病和高血压是怎样悄悄影响肾脏健康的

糖尿病和高血压是导致肾脏疾病，尤其是慢性肾脏疾病发展的主要风险因素。它们通过不同机制对肾脏造成伤害，损害肾脏功能，最终可能导致肾功能完全丧失。

糖尿病患者持续高血糖状态会直接损害肾脏的微血管系统，特别是肾小球，随着时间的积累，会影响肾脏的过滤能力，导致糖尿病肾病的发展。

高血压则通过不断对肾脏的过滤单位施加高压，损害肾脏内的细微血管，引起肾脏组织的硬化和功能退化。肾脏含有密集的血管网，对维持血压和体液平衡至关重要。长期的高血压状况不仅会加剧肾脏损伤，还会导致肾脏疾病的加速进展。

管理和控制糖尿病和高血压是防止肾脏疾病发展的关键。这包括维持健康的生活方式，如健康饮食、定期运动、避免吸烟和限制饮酒，以及严格遵守医生的治疗计划，包括服用药物和定期监测血糖和血压水平。

8. 如何早期发现肾脏疾病

对于慢性肾脏疾病，早期发现至关重要。肾脏疾病的早期阶段通常没有明显的症状，很可能在疾病已经严重到影响肾功能时才被识别出来。如果能在早期发现并进行治疗，我们可以有效地延缓疾病的进程，避免并发症的发生，并提高患者的生活质量。在肾病的晚期阶段，治疗成本也会增加，可能需要进行血液透析或肾脏移植。因此，早期发现和治疗肾脏疾病不仅可以保护患者的健康，还可以节省宝贵的医疗资源。早期发现肾脏疾病的方法主要有以下几种。

（1）定期体检。体检是发现任何潜在健康问题的第一步，包括肾脏疾病。一些基本的体检项目，如血液和尿液测试，可以帮助医生发现潜在的肾脏问题。对于一些高风险人群，如有糖尿病或高血压病史的人，定期体检尤为重要。

（2）关注症状。虽然肾脏疾病在早期阶段可能无明显症状，但是一些改变可能提示肾脏功能出现问题。例如，尿量的显著增加或减少、泡沫尿、血尿、腰部疼痛、持续的疲劳感、水肿等，都可能是肾脏出现问题的迹象。如果你发现自己有这些症状，应尽快就医。

（3）尿液和血液检查。尿液和血液检查是发现肾脏疾病的重要工具。尿液检查可以检测尿中的蛋白质和红细胞，这两者在正常情况下都不应该出现在尿液中。血液检查可以评估肾脏清除废物的能力，通过测定血肌酐和尿素氮的水平，可以了解肾脏功能是否正常。

（4）影像学检查。例如超声、CT、MRI等影像学检查可以显示肾脏的大小和形状，检测是否有肾结石、肿瘤或其他异常。

（5）肾脏活检。在某些情况下，医生可能会建议进行肾脏活检。在这个过程中，医生会在局部麻醉下，使用特殊的针头从肾脏中取出一小部分组织，然后在显微镜下检查，以确定肾脏疾病的类型和严重程度。

总的来说，早期发现肾脏疾病需要我们保持警惕，关注身体的变化，并定期进行体检。

9. 肾脏疾病常见的综合征有哪些

随着现代社会生活节奏的加快，不健康的生活方式和饮食习惯导致的各种疾病日益增多，其中包括肾脏疾病。肾脏疾病的种类繁多，其常见的综合征包括肾病综合征、肾炎综合征、急性肾衰竭综合征和慢性肾衰竭综合征、无症状血尿蛋白尿综合征（隐匿性肾小球肾炎）、急进性肾小球肾炎综合征等。这些综合征各自的症状和原因不同，但都与肾脏的功能紊乱有关。

10. 什么是肾小球

肾脏是我们体内一个重要的排泄器官，每天都在默默地进行着重要的工作。肾脏除了排泄体内的废物和多余的水分外，它们还有许多其他的功能，例如调节血压，平衡体液和电解质，甚至参与制造红细胞。要理解肾脏如何完成这些任务，我们需要深入认识肾脏的微观结构。

肾脏的基本功能单位是肾单位，每个肾脏大约有 100 万个肾单位。每个肾单位由肾小球和肾小管两个主要部分组成。

肾小球看起来就像一个小球，由一团微细的肾小球毛细血管，以及一个叫作鲍曼氏囊的空腔组成。在肾小球中，血液通过一种特殊的结构滤过膜进行过滤。滤过膜由 3 层结构组成——内皮细胞、基底膜和足细胞。内皮细胞是肾小球毛细血管的内壁，它们有很多孔洞，可以让小分子通过。基底膜是一个薄薄的凝胶状层，可以阻止大分子（比如蛋白质）通过。足细胞覆盖在基底膜上，形成一个又一个的小孔，提供了额外的过滤功能。血液首先进入肾小球，通过血液压力和滤过膜的作用，血液中的水分和一些小分子物质（例如葡萄糖、氨基酸、电解质和废物）被挤压出来，进入鲍曼氏囊，形成初级尿液。这个过程叫作滤过。大的分子如蛋白质和细胞通常不能通过滤过膜，所以正常情况下尿液中不应该有这些成分。肾小球滤过功能的效率非常高，每分钟有大约 125mL 的血液在肾小球中被过滤，一天下来，人体就可以产生大约 180L 的初级尿液。这是一个非常精细的过程，需要肾小球的结构和功能完全正常才能完成。如果这个过滤系统出现问题，比如足细胞损伤或者基底膜破裂，可能会导致蛋白质漏到尿液中，这就是蛋白尿。反之，如果过滤系统堵塞，可能会导致肾小球的过滤效率下降，这又可能导致水肿和高血压。

11. 什么是肾小管

肾小管是肾单位的另一个主要部分，它有 3 个部分：近曲小管、肾单位的弯曲部分回肠小管及远曲小管。初级尿液从肾小球流入肾小管，开始了一个复杂的过程，旨在回收有用的物质和水分，同时将废物和过多的物质排出。

初级尿液首先进入近曲小管，这里的细胞有大量的线粒体，为接下来的工作提供能量。在近曲小管，大部分的葡萄糖和氨基酸，以及一部分的电解质和水分，都被重吸收回血液。这个过程需要消耗能量，因为一些物质（如葡萄糖）的浓度在尿液中比在血液中高，需要逆浓度梯度进行运输。在这里，还有一些废物，比如尿素和药物，被主动分泌到尿液中。

尿液从近曲小管流入髓袢，开始了一段上下两条路径的旅程。这两条路径形成了一个"反向"系统，允许肾脏调节尿液的浓度，使其可以适应我们的水分需求。上行管主要进行钠的重吸收，而下行管则主要进行水的重吸收。这个过程是被动的，不需要消耗能量。

尿液最后进入远曲小管和集合管，在这里，血液中的一些物质，比如钾和氢离子，被分泌到尿液中，同时，更多的水和钠被重吸收。这个过程由抗利尿激素调节，当我们的体内需要保存水分的时候，抗

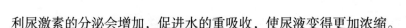

利尿激素的分泌会增加，促进水的重吸收，使尿液变得更加浓缩。

最后，尿液流入集合管，然后进入肾盂，经过输尿管排出体外。这个尿液比初级尿液要浓缩很多，因为大部分的水分和有用的物质都被吸收回血液，而废物和过多的物质则被排出。

12. 什么是肾间质

肾间质在肾脏的健康和功能中起着关键作用。它充当一个支持性角色，为肾小球和肾小管提供了结构的支持。肾间质的一部分是由充满液体的小腔室组成，这些小腔室周围是由胶原蛋白和其他蛋白质组成的细胞外基质，为肾小管和肾小球提供了必要的弹性和支撑。

此外，肾间质也有一些特殊功能。例如，它包含了许多免疫细胞，包括巨噬细胞和T细胞，这些细胞可以参与免疫反应，对抗感染和疾病。这些免疫细胞也可以分泌一些信号分子，对肾小管和肾小球的功能产生影响。肾间质中还有一些成纤维细胞，这些细胞能够产生并释放一些生长因子和激素，例如纤维素生长因子和血管内皮生长因子，这些生长因子和激素可以通过自身和周围细胞的受体，调控细胞增殖、分化和迁移等过程，从而影响肾脏的功能和重构。

在一些疾病状态下，如慢性肾脏病，肾间质可能发生炎症和纤维化，这会影响其对肾小管和肾小球的支持作用，也会改变它们对生长因子和激素的响应，从而影响肾脏的功能。

13. 什么是肾小球病变

肾小球是肾脏中非常重要的一个部分，它的主要功能是滤过血液，将废物和多余的水分从血液中排除，生成尿液。有很多肾脏疾病都是由肾小球的损伤引起的，比如肾小球肾炎。在这种情况下，肾小球中的一些细胞会因为免疫反应或者其他原因受到攻击，造成炎症，最终可能导致肾脏功能受损。以下是一些常见的肾小球疾病和特点。

（1）肾小球肾炎。这是一种免疫相关性疾病，常常发生在身体对某些病毒或细菌的感染反应过度的情况下。肾小球肾炎的典型症状包括血尿、蛋白尿和肾功能下降。在这种病变中，肾小球的滤过膜会因为炎症反应而变厚，导致肾脏的过滤功能受到影响。

（2）肾小球硬化。这是一种由于高血压、糖尿病或长期的肾小球肾炎引起的病变，其中肾小球的细胞和基底膜会变硬，形成瘢痕。这种硬化的过程会使得肾小球无法正常工作，导致尿液中蛋白质的排泄增多（形成蛋白尿）和肾功能下降。

（3）IgA 肾病。这是一种由于免疫球蛋白 A（IgA）在肾小球系膜内沉积引起的疾病。它可能没有症状，也可能引起血尿和蛋白尿。

（4）红斑狼疮性肾炎。这是一种系统性红斑狼疮的并发症，狼疮是一种免疫系统攻击自己身体的疾病，肾炎是它常见的并发症。患者的肾小球会受到炎症的影响，导致蛋白尿和 / 或血尿。

14. 什么是肾小管病变

肾小管是另一个关键的肾脏部分，负责进一步处理从肾小球过滤出来的液体。肾小管通过吸收和分泌的过程，帮助我们身体获得水分、电解质和保持酸碱平衡。肾小管病变包括急性肾小管坏死或肾小管间质性肾炎等，这些病变会影响肾小管的功能，可能导致电解质紊乱和尿液浓度调节障碍。肾小管的病变主要包括以下 2 种。

（1）急性肾小管坏死（ATN）。这是一种常见的导致急性肾损伤的原因，由缺血（如休克或严重脱水导致的血流减少）和毒素损伤（如某些药物或重金属）等原因引起。在这种情况下，肾小管的上皮细胞会因为缺氧或毒素影响而死亡，这会严重干扰肾小管的吸收和分泌功能，导致肾功能急剧下降。患者可能会出现少尿甚至无尿，血液中的废物物质如尿素氮和肌酐会升高，电解质和酸碱平衡可能会失调。

（2）急性肾小管间质性肾炎。这是一种常见的导致肾功能下降的病变，主要原因包括药物（如某些抗生素、非甾体抗炎药等）、感染（如细菌或病毒感染）和免疫疾病（如系统性红斑狼疮）等。在这种情况下，肾间质（即肾小管周围的支持性组织）会发生炎症反应，导致肾小管受损。患者可能会出现蛋白尿、血尿，肾功能可能下降，部分病例可能有发热、皮疹和关节痛等全身症状。

以上两种病变都需要尽快识别和处理，以防病情进一步恶化，对患者的生命健康造成威胁。例如，对于急性肾小管坏死，重要的是及时纠正引发此病变的原因，如补充血容量、停止应用有毒药物等。对于急性肾小管间质性肾炎，需要停止使用可能引发炎症的药物，使用抗生素治疗感染，或者使用抗炎药物和免疫抑制剂治疗免疫相关的炎症。

需要注意的是，长期的肾小管病变可能导致肾小管功能永久性损失，形成肾间质纤维化，这是导致慢性肾脏病和最终肾衰竭的重要原因。因此，对肾脏疾病的防治，我们不仅要关注肾小球，也不能忽视肾小管。

15. 什么是肾血管病变

肾脏拥有丰富的血管供应，以便有效过滤血液。当肾血管受到损害，比如高血压或糖尿病等疾病，影响了肾血管内皮细胞功能，肾脏的供血可能会受到影响，从而影响到肾脏的功能。肾血管疾病包括肾动脉硬化、肾小动脉炎以及肾静脉血栓等，这些疾病可能导致肾脏血供不足，最终引起肾脏功能下降。以下是一些主要的肾血管疾病。

（1）肾动脉硬化。这是一种常见的血管病变，主要表现为肾动脉的血管壁逐渐硬化，内腔狭窄。病因主要是动脉硬化，主要相关因素包括高血压、高脂血症、糖尿病、吸烟等。当肾动脉硬化严重，血流供应受限时，可能导致肾脏缺血，引起肾功能下降，这是老年人常见的肾衰竭的原因。

（2）肾动脉狭窄。这是肾动脉硬化的一个特殊类型，主要由于血管壁上的脂肪斑块增生引起肾动脉的狭窄。严重的肾动脉狭窄可以显著降低肾脏的血液供应，引起肾脏缺血，可能导致高血压和肾功能下降。肾动脉狭窄是可逆的肾脏病变，可以通过介入手术或者药物治疗改善血液供应。

（3）肾小动脉炎。这是一种较少见的肾血管疾病，主要是免疫系统对肾脏微血管的攻击，导致了肾小动脉的炎症和破坏。肾小动脉炎可以引起肾脏出血和肾功能下降，严重时可能导致肾衰竭。肾小动脉炎的原因可能包括自身免疫性疾病（如系统性红斑狼疮）、感染和某些药物等。

早期识别和治疗肾血管疾病是保护肾功能、预防肾衰竭的关键。此外，管理肾血管疾病的危险因素，如控制血压、血糖、血脂，戒烟等，对于预防肾血管疾病的发展和复发同样重要。

16. 什么是肾间质病变

肾间质是肾脏中填充在肾小球和肾小管之间的区域，包含许多血管、淋巴管和支持细胞。一些疾病可能导致肾间质受损，比如肾间质性肾炎或肾结核，这会影响肾脏的正常结构，从而影响肾脏的功能。以下是一些主要的肾间质疾病。

（1）肾间质性肾炎。这是一种常见的肾脏疾病，主要是肾间质和肾小管受到炎症的损害。这种疾病可能由于多种原因引起，包括药物过敏、感染、自身免疫疾病等。肾间质性肾炎的主要表现为肾功能下降和尿液异常（如尿酸碱度异常、无尿或多尿等）。治疗主要取决于疾病的原因，可能包括停止使用引起过敏的药物、抗生素、免疫抑制药物等。

（2）肾间质纤维化。这是肾脏疾病进展到晚期的一个常见表现。在此病变中，正常的肾组织被硬化的瘢痕组织所替代。肾间质纤维化的原因很多，包括长期的肾小球疾病、高血压、糖尿病、肾间质性肾炎等。肾间质纤维化可以引起肾功能持续下降，最终可能导致肾衰竭。

17. 如何判断肾脏是否健康

判断肾脏是否健康，主要还是以定期进行健康体检为主，同时结合自身的症状在专科医生的指导下进行科学的评估。那么，在生活中自己如何观察有无肾脏方面的疾病呢？如果出现以下七大征兆，你的肾可能就真有问题了。一起对照一下吧！

（1）晨起时眼睑或颜面水肿。当肾脏出现问题时，体内的水分无法正常排出，导致水肿现象。晨起时眼睑或面部水肿可能是因为体位改变导致的，严重时可能会出现脚踝内侧、下肢、腰骶部等部位的水肿。这些症状通常在劳累时加重，在休息时减轻，午后大部分会消退。

（2）小便泡沫多且长久不消失。正常情况下，尿液中的蛋白质很少，但当肾脏受损时，蛋白质可能会从尿液中泄漏出来，导致尿液产生泡沫。如果泡沫持续存在且较为明显，可能是尿液中蛋白质含量较高的表现。

（3）尿色改变。正常尿液的颜色应为淡啤酒色，透明度较高。如果尿液呈现浓茶色、酱油色等异常颜色，可能是肾脏出现问题的表现，需要及早就诊。

（4）血压升高。肾脏在调节血压方面起着重要作用，当肾脏功能受损时，可能导致血压升高。有些人长期血压高，可能已经不会感觉到头晕、头痛等症状，因此通过测量血压才能判断出血压的高低。

（5）原因不明的腰痛。肾脏位于腰部，当肾脏出现问题时，可能会引起腰部疼痛。如果出现原因不明的持续性腰痛，可能是肾脏功能异常的表现。

（6）尿量过多或过少。正常人的平均尿量为 1500mL/ 日，每天小便 4~8 次。如果没有出现发热、大量出汗、大量饮水等情况，而尿量骤减或骤增，应及时就诊。

（7）夜尿。通常情况下，60 岁以下的人夜间不应该频繁起夜排尿。如果年轻人夜尿增加，每晚 3 次以上，可能是肾脏功能不良的早期征兆。

这些征兆可能与肾脏疾病有关，但并不一定表示一定患有肾脏疾病，最好在出现这些症状时咨询医生进行进一步的检查和确诊。

18. 什么是肾穿刺，有何诊断意义

肾穿刺病理诊断，也称为肾脏活检，就是医生用一个特殊的针头从肾脏里取一点点组织出来，在显微镜下详细观察肾脏的组织结构，对肾脏病变进行更准确的评估，是肾脏疾病诊断的"金标准"。这个过程就好比我们用放大镜去看那些肉眼难以看清的东西。通过这种方式，医生可以清楚地看到肾脏内部的情况，了解问题出在哪里，然后提供最适合的治疗方案。因此，当病人有不明原因的尿液改变（如蛋白尿或血尿）、肾功能下降，或者需要确诊某种肾脏疾病时，肾穿刺病理诊断就非常有必要。

肾穿刺病理诊断在肾脏疾病的诊断中有着不可替代的地位。通过对肾脏组织的直接观察，医生可以准确地确定肾脏病变的类型，如肾小球肾炎、肾小管损伤、肾小管间质性肾炎、肾小球硬化等，并了解病变的严重程度，包括是否存在炎症、纤维化或坏死等状况。这对于一些罕见疾病或不典型表现的疾病尤其重要，因为它可以提供决定性的诊断信息。基于肾穿刺病理诊断所提供的详细信息，医生能够制订

出个体化的治疗计划，预测病情的预后，从而实现对患者的精准医疗。尽管肾穿刺是一种相对安全的手术，但它需要由经验丰富的医生进行操作，并对可能存在的风险和并发症进行详细的解释及对患者状况的全面评估。穿刺操作后，患者需要在医生监护下短暂休息，以监测并及时处理可能出现的并发症，如出血或感染。大多数患者可以在肾穿刺后迅速恢复，只有极少数情况下会出现并发症，这些并发症通常能够在医生的妥善处理下得到有效控制，肾穿刺患者通常应在 3 个月内避免剧烈体力活动，以免引起再次出血。

19. 如何评估肾脏功能

当肾脏出现问题时，我们需要通过一些检查方法去"寻找线索"，确定病因，除了形态学的诊断，还需要进行肾脏功能的评估。血液检查可以帮助我们了解肾脏清理血液中毒素的能力，而尿液检查则可以帮助我们看到肾脏是否在正确地过滤和排除废物。以下是一些主要的方法。

（1）血液检测。这是最常见的检查肾功能的方法之一，主要关注的是血肌酐和尿素氮的水平，这两种物质是由肾脏清除的废物。如果这两种物质在血液中的水平过高，可能说明肾脏不能正常工作。

（2）尿液检查。通过尿液，我们也可以得知肾脏的功能状态。医生会检查你的尿液中是否有蛋白质或者血细胞，这些通常不应该出现在尿液中。如果有，可能意味着肾脏的过滤功能出现问题。

（3）肾小球滤过率（GFR）。GFR 是我们评估肾脏功能的重要指标。一个健康的肾脏每分钟可以过滤 90~120mL 的血液。如果 GFR 值低于 60mL/min，可能说明你的肾脏功能有损害。肾小球滤过率常用以下几种方法：通过收集 24 小时的尿液，测量其中的肌酐来计算 GFR；使用一种含有放射性物质的方法，称为核素检查法，来精确测量 GFR；也有一些基于公式的计算方法——MDRD 公式和 CKD-EPI 公式，通过输入血肌酐浓度、年龄、性别和种族等参数，来估算 GFR。这些方法的选择取决于具体情况，而且 GFR 的结果还会受到年龄、性别、体重等因素的影响。

（4）影像学检查。这包括 B 超、CT 扫描、MRI 等，可以帮助医生查看肾脏的大小和形状，以及有无异常的结构或者肿瘤。

（5）肾脏活组织检查（肾活检）。不但可以帮助医生了解肾脏疾病的类型和程度，也可以对肾功能和预后进行评估，制订出最适合的治疗方案。

20. 产生蛋白尿的原因有哪些

提到蛋白尿，大部分人会有一个错误的认识，认为泡沫尿等同于蛋白尿，我们不能以小便中泡沫的多少来评估蛋白尿。健康成人每天通过尿液排出的蛋白质极少，一般尿常规检查蛋白质呈阴性，当尿液中蛋白质浓度大于 100mg/L 或 150mg/24h，蛋白质定性检查呈阳性，这称为蛋白尿。当我们发现尿液中的蛋白质含量升高时，先别慌，我们需要先了解蛋白尿的常见病因。

（1）生理性蛋白尿。当劳累、剧烈运动、寒冷刺激、发热、精神紧张时，会导致尿蛋白升高，尿蛋白定性通常不超过（+），通过休息、恢复正常体温、缓解紧张情绪等，蛋白尿可消失，常见于青少年。此外，当人体直立位时，也可导致暂时性蛋白尿，卧位休息后尿蛋白可转阴，这种情况多见于瘦高体型的青少年。

（2）高血压。长期持续的高血压会导致肾实质缺血和肾单位的减少，引起尿蛋白升高，由于高血压起病缓慢，早期缺乏特异的症状，常常导致诊断的延迟，当我们发现尿蛋白升高时，不能忽视自己的血压情况。

（3）糖尿病。糖尿病是一种慢性代谢性疾病，血糖过高会导致肾脏的滤过负荷加重，从而引起尿蛋白升高。糖尿病患者常常伴随多尿、口干多饮、多食易饥、消瘦等症状。

（4）肾脏疾病。多种肾脏疾病可以导致尿蛋白升高，如肾小球肾炎、IgA 肾病、膜性肾病、肾盂肾炎、间质性肾炎、紫癜性肾炎、狼疮性肾炎等。这些疾病可能是由病毒感染、免疫反应、遗传因素等引起的，会导致肾脏结构和功能的异常。

（5）其他原因。除了上述原因外，还有一些其他原因也可能导致蛋白尿的出现。例如，妊娠期出现的妊娠性蛋白尿，可能与孕期肾小球滤过率增加、肾小管重吸收功能下降等生理变化有关。急性肌肉损伤也可能导致尿蛋白升高，这通常是由于肌肉损伤释放的肌红蛋白进入尿液中所致。

当我们发现自己的尿蛋白升高时，需要到正规医院就诊，完善相关检查，明确蛋白尿的原因。

21. 尿液的颜色暗藏了哪些健康秘密

尿液也会有不同的颜色。没错，而且它还可能是人体健康状况的一个重要指标。尿液的颜色反映了许多身体功能，包括肾脏健康、脱水状态和潜在的疾病。下面我们就来说说尿液的不同颜色以及它们可能揭示的健康问题。

（1）淡黄色尿液。淡黄色的尿液通常是透明的，没有明显的浑浊或颗粒状物质。这种颜色的尿液通常被认为是正常的，表明身体有足够的水分，并且肾脏正在正常工作。淡黄色尿液的颜色来自一种叫作尿胆素的物质，它是由肝脏代谢废物产生的。这种尿液颜色的变化通常与水分摄入量有关，如果喝的水较多，尿液会更加稀释，颜色会更接近无色。

（2）深黄色尿液。深黄色尿液可能意味着脱水。当身体缺水时，肾脏会减少尿液的产生，以保留水分。这会导致尿液变得更加浓缩，颜色变深。如果尿液持续深黄且伴有口渴和皮肤干燥，可能需要多喝水来补充水分。

（3）红色或粉红色尿液。红色尿液可能是吃了许多红色食物如红心火龙果、甜菜的结果，但也可能是血尿的迹象。血尿是指尿液中含有血细胞，可能是泌尿系统感染、结石或更严重疾病的信号。

（4）橙色尿液。橙色尿液可能是某些药物的副作用，例如维生素 B_2 或某些泻药。它也可能是肝问题或脱水的迹象。如果持续出现橙色尿液，最好寻求专业医疗意见，以确定原因并进行相应的治疗。

（5）褐色尿液。褐色的尿液可能表明有严重的脱水问题，也可能与肝脏或肾脏问题有关。褐色尿液通常是由于血红蛋白在尿液中的存在，可能是肾脏或泌尿系统出现问题的迹象。

（6）绿色或蓝色尿液。虽然罕见，但绿色或蓝色尿液可能是某些食物的色素或某些药物的副作用。某些食物，如蓝莓、甘蓝都含有天然的色素，可能会使尿液呈现绿色或蓝色。某些药物，如抗生素甲氧西林、利多卡因和抗癫痫药物，也可能导致尿液变色。

（7）无色尿液。透明或无色的尿液可能表明水分摄入过多。虽然多喝水通常是好事，但过量的水分摄入可能会稀释体内的电解质，导致血液中的盐和矿物质浓度过低。

尿液颜色的变化可能是正常的，与饮食、药物和水分摄入有关。然而，某些颜色的变化可能是更严重健康问题的早期迹象。通过观察尿液颜色，并与其他身体症状相结合，我们可以更好地了解自己的健康状况。

22. 尿常规检查时要注意什么

尿常规检查是一项非常常见的医学检查，可以用来评估和监测许多身体状况，包括肾脏疾病、泌尿系统感染以及许多其他疾病。由于这个检查的重要性，采集和保存尿液样本的正确方法就显得尤为关键。下面就让我们了解一下送检尿液时需要注意的事项。

（1）尿液采集时间。一般情况下，建议使用早晨第一次排尿中段部分的尿液，因为它更能反映夜间肾脏的功能状态。如果医生有特别要求，例如需要多次采集尿液，一定要按照医生的指示进行。

（2）容器选择。使用专门用于尿液采集的无菌塑料杯。一般情况下，医院或实验室都会提供专用的容器。不要使用普通家用杯子或瓶子，以免造成样本污染。

（3）采集方法。男性和女性采集尿液的方法略有不同。在采集之前，最好先洗净双手和外生殖器。女性应尽量避免在月经期间进行尿液检查。在排尿的过程中，应采用"中段尿液"法，即先让尿液排出一部分，然后再采集中间部分的尿液进入容器，最后剩余的尿液则正常排入马桶。

（4）样本保存。采集后尽快送检。如果需要一段时间后再送检，应将样本存放在冷藏的环境中，但不要冷冻。不要将样本暴露在阳光下或高温环境中，这样会导致检测结果不准确。

尿常规检查虽然是一项相对简单的检查，但采样的准确性对结果的准确性有着直接的影响，了解并注意这些细节，就能确保检查结果的准确性和可靠性，从而进行准确的诊断和治疗。

23. 什么是肾脏疾病的一般治疗

一般治疗是每一个肾脏疾病患者都需要面临的治疗方法。无论疾病的严重程度如何，一般治疗都是维护肾脏健康和预防疾病恶化的关键。一般治疗主要包括以下几个方面。

（1）控制高血压。高血压是导致肾脏疾病的重要因素之一。通过药物治疗和生活方式的改变，比如减少盐的摄入，保持良好的睡眠习惯，定期运动，都可以帮助控制血压，保护肾脏。

（2）控制高血糖。糖尿病是导致肾脏疾病的另一个重要因素。控制血糖至正常水平是防止糖尿病肾病的关键。

（3）控制饮食。针对肾脏疾病的饮食控制包括限制蛋白质、钾、磷和钠的摄入。这需要患者和营养师一起制订个性化的饮食计划。

（4）减少高危因素。包括戒烟、限制饮酒、避免非处方药物的滥用，特别是那些可能对肾脏造成伤害的药物。

24. 什么是肾脏疾病的病因治疗

根据肾脏疾病的类型和原因，病因治疗可能会有所不同。这里是一些常见的病因治疗方法。

（1）肾小球疾病。肾小球疾病通常使用免疫抑制药物进行治疗，如皮质类固醇和免疫抑制剂。这些药物可以减轻免疫系统对肾脏的攻击，减少炎症和肾脏损伤。

（2）肾小管疾病。肾小管疾病的治疗主要是针对其病因。比如，如果是由药物或毒素引起的，那么停止使用这些药物或避免接触这些毒素是主要的治疗方法。

（3）结石和囊肿。结石和囊肿是常见的肾脏疾病，治疗方法可能包括药物、手术或介入治疗。例如，肾结石可以通过药物溶解，也可以通过冲击波碎石或经皮肾镜手术去除；肾囊肿可以通过药物控制其生长，或者通过手术或穿刺引流去除。

25. 肾脏疾病并发症有哪些治疗方法

肾脏疾病患者常常伴有各种并发症，如心血管疾病、骨病、贫血等，这些并发症都可能加重肾脏疾病的症状，因此并发症的治疗是非常重要的。以下是一些常见并发症的治疗方法。

（1）肾性高血压。高血压是肾脏疾病常见的并发症之一，也是导致肾脏疾病进展的重要因素。高血压的治疗包括药物治疗和生活方式的改变，以降低血压到目标水平。

（2）肾性贫血。肾脏疾病患者常常伴有贫血，因为肾脏的损伤会导致红细胞生成素的缺乏。贫血的治疗主要是使用促红细胞生成素和铁剂，目前还有低氧诱导因子脯氨酰羟化酶抑制剂（HIF-PHI）等新型纠正贫血的药物可供使用。

（3）肾性骨病。肾脏疾病患者常常伴有骨病，因为肾脏的损伤会影响钙和磷的代谢。骨病的治疗主要是使用维生素 D 和钙磷结合剂。

（4）高钾血症。肾脏疾病患者排钾功能下降，常常伴有高钾血症，可以通过减少含钾食物的摄入和利尿排钾等对症治疗，严重高钾血症常需血液透析治疗。

26. 治疗肾脏疾病的常用药有哪些

药物治疗是治疗肾脏疾病的重要方法之一。以下，我们将详细介绍一些常用于治疗肾脏疾病的药物。

（1）ACEI/ARB 类药物。ACEI（血管紧张素转换酶抑制剂）/ARB（血管紧张素 II 受体阻滞剂）类药物是治疗肾脏疾病的常用药物。它们可以通过抑制肾血管紧张素 II 的生成，降低平均动脉压，减轻肾小球内压，从而缓解肾脏的损伤。这类药物在临床上常用于治疗高血压性肾脏疾病和肾小球肾炎。

（2）利尿剂。利尿剂也是常用的肾脏疾病治疗药物，其主要作用是增加尿液排出，减轻肾脏的负担。常见的利尿剂有袢利尿剂、噻嗪类利尿剂和螺内酯类利尿剂等，它们在治疗肾小球肾炎、肾衰竭等肾脏疾病及其相关症状如水肿等有显著效果。

（3）碳酸氢钠。碳酸氢钠是常用的抗酸药物，不仅能够缓解胃酸过多和胃灼热等胃病症状，也能纠正慢性肾病患者的代谢性酸中毒问题。碳酸氢钠的补充能够改善肾损伤，延缓慢性肾病的发展。

（4）活性维生素 D。活性维生素 D 在治疗骨代谢异常、矿物质代谢异常、骨质疏松症以及维生素 D 依赖性佝偻病和继发性甲状旁腺功能亢进等疾病中应用广泛。除此之外，活性维生素 D 也在治疗肾脏疾病中发挥了关键作用，能够抗炎，抑制肾小球细胞凋亡，对抗基质增加和肾小球系膜细胞增生，抑制肾小管间质纤维化，减少肾脏疾病患者的尿蛋白排出，降低尿毒症的发生率。

（5）他汀类药物。他汀类药物主要用于治疗血脂异常，它们能够降低胆固醇和甘油三酯，调节血脂，防止动脉粥样硬化。对于肾脏疾病患者，他汀类药物不仅能降低血脂，也能减少蛋白尿，改善肾功能，延缓肾衰竭的发展。

（6）免疫抑制类药物。免疫抑制类药物也被广泛地用于治疗肾小球肾炎、IgA 肾病、膜性肾病等肾脏疾病。该类药物能够抑制免疫细胞的活化和增殖，发挥免疫抑制作用。

（7）糖皮质激素。糖皮质激素具有消炎和抗过敏等作用，能有效抑制过度的免疫反应，从而治疗肾病综合征、IgA 肾病等肾脏疾病。

（8）钙离子拮抗剂。钙离子拮抗剂如硝苯地平、氨氯地平等，常用于治疗高血压性肾脏疾病。它们能降低血压，减缓健康肾脏的功能下降，并保护肾脏。

（9）抗凝药物。抗凝药物如低分子量肝素和华法林，能减缓肾小球肾炎引起的肾小球节段性坏死，改善肾脏微循环，从而有助于恢复肾功能。

药物治疗肾脏疾病，尽管取得了很大的进展，但仍有很多挑战和问题待解决。例如，如何进一步提高药物的疗效、减少药物的副作用、提高病人的依从性，都是当前研究的热点，也是中医药治疗的优势所在。

27. 为什么肾脏疾病患者要特别注意预防感冒

感冒是一种非常普遍的呼吸道疾病，大多数人觉得不算什么大问题。但如果你是一个肾脏疾病患者，感冒可能会引发一系列复杂问题，比如延缓病情恢复或增加药物副作用的风险。为什么肾脏疾病患者要特别注意避免感冒呢？

（1）免疫反应。肾脏疾病患者的免疫系统通常较弱，容易对感冒病毒做出过度的免疫反应。这可能导致炎症反应加剧，从而对肾脏造成进一步的损伤。

（2）药物副作用。许多常用的感冒药物中含有对肾脏有害的成分，如阿司匹林、布洛芬和芬必得等。肾脏疾病患者应特别注意避免使用这些药物，以免加重肾脏负担或引发药物性肾损害。

（3）病情延缓。感冒病毒会引起全身炎症反应，这可能会延缓肾脏疾病的治疗进程。

28. 肾脏疾病患者要如何预防和应对感冒

（1）避免接触感冒患者。肾脏疾病患者应尽量减少与感冒患者的接触，特别是在流感季节或疫情流行期间。保持良好的个人卫生习惯，勤洗手，避免触摸眼睛、鼻子和口腔等易感染的部位，以降低交叉感染的风险。

（2）增强体质。肾脏疾病患者应注重营养均衡，保持良好的饮食习惯，摄入足够的维生素和矿物质。合理安排作息时间，保证充足的睡眠，适当参加体育锻炼，增强身体的免疫力。

（3）接种疫苗。在医生建议和指导下，可以考虑接种预防性疫苗。这有助于减少感染流感病毒的风险，并降低发展为严重感染的可能性。

（4）及时就医。一旦出现感冒症状，肾脏疾病患者应立即就医，并明确告知医生自己有肾脏疾病。医生可以根据患者的具体情况制订安全和有效的治疗方案，避免使用对肾脏有害的药物。

（5）慎选药物。肾脏疾病患者在选择感冒药物时应格外谨慎。避免使用含有肾毒性成分的药物，如非甾体抗炎药和某些退热药。在使用药物之前，最好咨询医生的意见，以确保药物的安全性和适用性。

（6）充分休息和增加水分摄取。感冒期间，肾脏疾病患者应多休息，避免过度劳累。同时，增加水分摄取有助于缓解症状，稀释尿液，促进病毒的排出和身体的恢复。

（7）不要自行用药。由于许多感冒药品可能对肾脏有害，因此在没有医生指导的情况下，不要随意服用药物。

感冒对于肾脏疾病患者而言并非小事，应引起高度重视。做好预防工作，并在感冒时得到适当和专业的治疗，对于保护肾脏和促进整体健康有着至关重要的作用。

29. 哪些人的肾脏更需要呵护

人体的肾脏好比一个"污水处理厂"，它尽心尽力地负责体液的"质检工作"。当血液到达这里，它将会对其进行大检查，清除有害物质及残渣，从而起到净化作用。如果肾脏出现了故障，那么血液中就会夹带着各种"垃圾"，人体内环境紊乱，各种身体问题也就找上门来。那么到底哪些人的肾脏更需要呵护呢？

（1）"四高"人群。慢性肾脏病在全球呈逐年升高的趋势。而这一现象的形成，"四高"可以说是罪魁祸首，即高血压、高血糖、高血脂、高尿酸。如果说慢性肾脏病（CKD）患者的肾功能是一辆滑向悬崖的小车，"四高"就是踩住油门的脚，医生给予的治疗则像在路上加装的减速带。"四高"防治不到位，肾功能的小车就加速向悬崖下冲，再多的减速带也无法遏制肾损害的发生。只有严格控制"四高"，才能延缓肾脏疾病进展。

（2）乱用保健品及药物人群。"是药三分毒"的道理大家都懂，但是往往有些人听信媒体广告宣传和周围朋友邻居介绍，自行购买一些成分不明的药物及保健品。更有甚者，不遵医嘱，擅自加药、换药、停药。肾脏是药物的排泄器官，对肾脏有毒副作用的药物，需谨慎使用。如用药后出现排尿减少或无尿、尿中带血或尿色异常、下肢水肿、食欲不振、头痛乏力、血压升高等现象，必须立即就医。

（3）经常憋尿的人群。经常憋尿使膀胱处在高压状态，会造成尿液的反流，从而引起肾脏积水或者感染，久而久之造成肾脏损伤或者肾衰竭。在日常生活中，我们应特别关注这些高风险群体，尤其是以下人群：长途司机和旅行者、老年人、医务人员或其他需要长时间站立工作的人群。由于工作的紧张和忙碌，这些人群可能没有时间或者忽视了如厕的需求。

总之，我们应通过科学的生活方式和合理的用药，让肾脏得到应有的呵护，维护身体的全面健康。

二、中医基础知识

30. 什么是"肾藏精"

在生活中，我们常常听到中医说"肾""肾虚"等，但是，你知道中医学中的"肾"指的是什么吗？它和我们通常在解剖学中所理解的"肾脏"是一样的吗？

中医学中的"肾"，并不仅仅指的是我们身体里的那对肾脏。其实，中医学把肾看作是一个"系统"，这个系统的功能包括我们现代医学中肾脏的功能，但同时还包括了许多其他的功能。

那么，中医学中的"肾"，到底有哪些功能呢？让我们一起深入了解一下。

在中医理论中，肾藏精，精是一个综合的概念，它包括了人体的生命活力和生理活动的基础。简单来说，精就像是我们的"生命电池"，为我们的身体提供了生活和工作所需要的能量。精的来源有两个，一是先天所得，也就是我们从父母那里遗传下来的精；二是后天所获，通过饮食、呼吸等方式获取的精。

肾在储存和转化精方面起着关键的作用。我们可以把肾想象成一个大容量的储存器，它可以储存大量的精，并在需要的时候将精释放出来，供身体各个部位使用。同时，肾还可以将后天通过脾胃摄取、吸收的食物营养转化为精，补充我们的"生命电池"。如果肾藏精的功能不强，人的身体就会出现各种问题。肾藏精与生长发育、生殖能力、免疫力等许多重要的生理功能都密切相关，比如，如果肾藏精不足，那么人就可能出现生长发育迟缓、性功能减退、免疫力下降等问题。

31. 什么是"肾主水"

肾主水,这是中医学中的肾与水液代谢有关的一项重要功能,是指肾负责人体的水液代谢。我们都知道,在现代医学中,肾脏主要负责过滤血液,排出废物,调节血液的酸碱平衡,以及调节血压等。而在中医理论中,肾被赋予了"更深层次"的功能,即掌管全身的水液代谢。水液是人体生命活动的重要组成部分,水液代谢包括体液的生成、运输、分布以及排泄等过程。而肾在这些过程中起着核心作用。如果肾主水的功能正常,那么人体的水液代谢就会保持平衡,我们的身体就会处在一个健康的状态。如果肾主水的功能出现异常,人体的水液代谢就会被打乱,导致一系列病症的出现。比如,如果肾不能正常地排泄水分,人就可能会出现尿少或者无尿的情况。如果体内的水分不能被正常地排出,就可能会积聚在身体的各个部位,导致肢体水肿。反之,如果肾排泄水分过多,人就可能会出现小便清长、尿频、尿多等症状。

32. 什么是"肾主纳气"

肾主纳气,是指肾有摄纳肺所吸入的清气的功能,强调了肾在人体呼吸过程中的重要作用。在现代医学理论中,我们通常认为肺是人体呼吸的主要器官,通过呼吸,肺部吸入氧气并排出二氧化碳。而在中医理论中,肺虽然负责吸入气体,但是肾才是最终接受吸收这些气体的器官。所以在中医中,肾被称为"气之根",是生命力的重要根源。

"纳"在这里的意思是吸收或者接受,所以"肾主纳气"就是肾脏具有维持肺部呼吸深度的作用。如果肾主纳气的功能正常,那么人的呼吸就会顺畅,身体的各个部位都能得到充足的氧气供应。但是,如果肾主纳气的功能减退或者出现问题,就会影响人体的呼吸功能,导致各种症状的出现。比如，可能会出现呼吸表浅、呼多吸少，人在活动时可能会出现气喘、疲劳等症状。

33. 什么是"肾主骨，生髓充脑"

在中医理论中，肾主骨，生髓充脑。"主"意味着"控制"或"影响"。

"肾主骨"的含义是肾的功能会影响骨骼的健康。这并不是说肾直接控制骨骼，而是说肾的功能状况和骨骼的健康有内在的联系。如果肾的功能出现问题，比如肾精减少，生命活力的源泉不足，可能会影响到骨骼的健康，导致骨质疏松、骨骼发育不良、活动障碍等问题。

然后，我们来看看"生髓充脑"。在中医中，"髓"包括骨髓、脑髓，即我们通常所说的大脑和脊髓。"生髓充脑"的含义是肾精可以转化为骨髓，进一步充实大脑。这里的"充脑"并不只是指大脑的实体，还包括记忆力、思维力、理解力等。如果肾精充足，大脑就能得到充分的营养，人就会精神饱满，记忆力和思维力也会比较好。相反，如果肾精不足，就可能影响大脑的功能，表现为记忆力下降、思维迟钝等。所以，"肾主骨，生髓充脑"这个理论实际上是告诉我们，要保持骨骼和大脑的健康，就需要保护好肾，确保肾精的充足。

虽然中医学的"肾"和解剖学上的肾脏不完全相同，但两者之间也有一定的关联性。中医学认为，肾是先天之本，象征着生命的源头和人体健康的根基。只有保持肾的功能强健，我们的身体才能像一座固若金汤的堡垒，抵挡各种疾病的侵袭。

34. 为什么中医认为肾与膀胱相表里

中医学认为肾与膀胱联系紧密，它们互为表里，共同维护人体的生理功能和代谢过程。

首先，肾主水，负责调节水液代谢，处理身体废物的排泄。肾脏动力不足时，可能出现肾虚症状，进而影响膀胱的排泄功能。例如，肾阴不足可能导致膀胱热化，表现为小便短、尿黄等症状。肾阳虚弱可能会导致膀胱气化不足，表现为尿流不畅、尿液清长等。因此，肾的正常功能对膀胱的功能的发挥具有重要的影响。反过来，膀胱气化功能失常，也会对肾产生影响。

从现代医学角度看，肾脏与膀胱的关系体现在他们各自的功能，更体现在他们互相协调的关系。肾脏通过肾小管对尿液进行再吸收，而膀胱则需要协调尿液的贮存和排泄。当一个器官的功能出现问题，可能就会影响到另一个器官的正常工作。例如，膀胱的病变可能导致排尿困难，进而影响到肾脏的正常功能，形成更为严重的肾脏病变。

治疗肾与膀胱的疾病，中医认为应该同时兼顾。实性的疾病，主要是由于膀胱问题引起，应该重点治疗膀胱；虚性的疾病，多是由于肾问题引起，常从补肾入手。中医治疗方式包括药物、针灸、推拿、艾灸等，旨在恢复和平衡人体的水液代谢和排泄功能。

35. 六淫之气是如何引发肾病的

外感因素通常由六淫之气，即风、寒、燥、暑、湿、火引起的，我们来了解一下六淫之气对肾脏的影响。任何一种"六淫"都可能伤害肾脏，具体如下。

风邪犯肾可引起水液代谢功能失常，进而引发水肿等。风邪是一种外邪，它可以通过呼吸道进入体内，然后影响"肾主水"的功能，导致水液代谢紊乱。这可能表现为身体水肿，尤其是在四肢和面部出现明显的水肿。此外，风邪还可能引发其他症状，如发热、头痛、咳嗽等。

寒邪犯肾通常会先伤害肾阳。肾阳是身体的"热能"，它维持着身体的温暖和活力。当寒邪犯肾时，它可能会导致肾阳虚弱。可能表现为身体沉重，腰部感觉像坐在冰水中一样冷。此外，肾阳虚弱还可能引发其他症状，如腰痛、腿部无力、畏寒等。

温燥邪气可能煎灼肾中的津液，导致阴液不足。阴液是维持身体的滋润和润泽物质。当温燥邪气侵入肾脏时，它可能会煎灼肾中的津液，导致阴液亏少，表现为耳鸣、腰膝酸软、心烦热、口干等症状。

暑邪犯肾通常会导致身体过热和体液代谢失衡。中医认为肾脏负责水液代谢，暑热侵袭会导致体液流失过多，出现口干、尿少色黄等症状。

湿邪是一种外邪，它通常会伤害人体的阳气。阳气是身体的温热和活力，它维持着身体的正常功能。当湿邪犯肾时，可能导致阳气受损，进而引发一系列病症，表现为腹痛、小便不畅、水肿、眩晕等症状。

火热邪气可能消耗肝肾阴血，导致一系列病症。肝肾阴血是身体的阴液和血液，它们维持着身体的滋润和阴阳平衡。当火热邪气犯肾时，可能会消耗肝肾阴血，导致阴液和血液不足，表现为耳聋、腰痛、身体沉重、足部发热、口干舌燥等。

36.引起肾病的内伤因素有哪些

引起肾病的内伤因素与先天禀赋不足、情志因素、久病以及房劳过度有关。

先天禀赋不足可能导致肾中精气不足，致使身体发育迟缓、体质衰弱、痿软无力、智能低下、神志痴呆。先天禀赋不足主要是由于遗传因素和胎儿发育过程中的不良因素所致。

情志因素也是肾病的一大致病因素。它对肾的影响主要是通过调节肾的阴阳平衡和气血运行来实现。特别是恐惧情绪，它能直接伤肾，导致肾病，或者引发恐惧过度，使肾气不固，出现二便失禁。情志因素的影响是综合性的，它与个体的体质、环境等因素密切相关。

房劳过度也是伤肾的一大因素。因为肾脏藏精，过度的性生活或者频繁的生育可能耗损肾精，导致一系列病症，如滑精、早衰、阳痿、耳鸣、腰酸等。所以，这里建议大家保持良好的生活习惯，适当休息，不熬夜，控制性生活的频率，减少对肾精的消耗，保持健康的身体。

长期的疾病可能导致肾脏功能损伤。如心、肝、肺三脏阴虚，久而不愈，均可能导致心肾阴虚、肝肾阴虚、肺肾阴虚等；脾阳虚日久不愈，可能导致肾阳虚。

37. 西医说的"肾病"和中医说的"肾虚"有什么不同

肾脏作为人体的重要器官，肩负着排泄废物和调节电解质的重要任务。人们在谈及肾脏问题时，经常听到两个名词——肾虚和肾病。虽然这两者名字相似，但实际上，它们有许多不同之处。

（1）"肾虚"属于中医的概念，主要与人体的阴阳平衡有关。肾虚并不特指肾脏器官的问题，而是一种身体虚弱的状况，可能表现为腰酸乏力、不耐久立、疲劳、尿频、性功能减退等。

（2）"肾病"则是西医对肾脏实际疾病的描述，包括肾炎、肾结石、肾衰竭等。它有明确的病因和病理机制，例如感染、免疫反应、遗传因素等。肾病的治疗需要根据具体情况采用药物、手术等现代医学手段，并需要实验室检查和医学影像等进行诊断。

"肾虚"和"肾病"在表面上可能看起来很像。"肾虚"更多是一种身体虚弱的状态，可能和多种原因有关，治疗时需要整体调理；而"肾病"则是肾脏真的出了问题，病因明确，治疗时一般针对病因用现代医学的药物。就像有时候我们感觉累了，没精神，这可能是肾虚的表现，但也可能是肾脏真的"生病"了。肾虚可能会让肾脏更容易生病，肾脏生病了也可能让人感觉身体虚弱。治疗"肾病"或"肾虚"，中医的一些方法可以治疗，如草药和食疗，可以和西医治疗肾病的方式结合在一起，起到相辅相成的作用。

总之，"肾虚"和"肾病"虽然有联系，但也有很大的区别，它们本质上是两个不同的概念，分别属于中医和西医体系。

38. 对于"肾虚"，人们都有哪些误区

男人最害怕什么词，"肾虚"恐怕是其中之一。如今，很多广告都在宣传"十男九虚""肾虚就要补肾"，使不少疲于生计的中年人，只要有点腰膝酸软的症状，就把它归于"肾虚"，有些人甚至四处搜寻补肾保健品。针对"肾虚"，有以下常见误区。

误区1：性功能下降就得补肾。一些本应去男科的病人，误以为自己肾虚，跑到肾病专科来。这是不少觉得下半身"不行了"的人的潜在逻辑，也可以说是危害最大的误区。据报道，北京中医药大学一项针对700多名阳痿患者的调查显示，只有32.9%的人是因肾虚引起的。显然，"肾虚"已经成了商家叫卖的一种手段，消费者需要擦亮眼睛，认清"肾虚"的真面目，如果随意在街边成人用品店购买壮阳药，可能会加剧病情的发展。

误区2：有点症状就担心"肾虚"。很多人一遇到出汗多、频繁如厕、腰膝酸软、性欲下降等症状，就怀疑自己肾虚了。而实际上中医讲的"肾虚"是一个证候群的概念，它包括上述在内的很多种症状，但并不是说只要出现这些症状就是肾虚。判断是否肾虚需要经过中医的"望闻问切""四诊合参"，进而全面分析之后才能确定。

误区3："肾虚"就是肾出了问题。很多病人一听说是"肾虚"，就如临大敌，以为自己得了大病，性能力肯定也是不行了，其实这种担心是没有必要的。实际上，中医的"肾虚"与西医的"肾病"完全

是两个不同的概念。"肾虚"并不等于"肾病"，所以说，大众要明确认识到"肾虚"不等于阳痿。"肾虚"几乎是每个人必然会经历的阶段，是人衰老过程中一个必然现象。

误区4：不分肾阴虚、肾阳虚，乱补一气。中医有着和西医完全不同的理论体系，其最大的特点就是中医强调"个性化"。肾虚主要分为肾阳虚、肾阴虚，分型不同，治疗的原则也不同。市场上的产品多数是针对肾阳虚的，对于肾阴虚的人来讲，吃了不仅没有作用，还会出现一些副作用，或加重病情。即便是经典的六味地黄丸，也不是对所有肾虚的人都适用的。

综上所述，中医里，肾虚主要指肾脏精气阴阳不足，属于功能范畴，并不是西医叫"肾"的脏器"虚"了。中医肾的概念范围广，基本涵盖了西医学中内分泌、生殖、泌尿、运动骨骼、呼吸等多个系统。如果仅凭一两个相符的症状就补肾，是不科学的。"护肾补肾"强调的是保持健康的生活习惯。另外，肾虚也有轻重缓急之分，如果仅仅属于轻证，不影响日常工作和学习的话，并不需要刻意去大补，但若影响了正常的工作和生活，应该去正规的中医院或者中医科，找专业医生辨证施治，不可擅作主张滥补。

39. 中医认为肾病的主要病机是什么

在中医理论中，肾扮演着与现代医学完全不同的角色，中医对肾病的病机也有不同的理解。让我们看看中医是如何理解肾病的发病机制的。

（1）肾精不足：生命之源不足。中医将肾视为"先天之本"，主要储存肾精，也就是我们生命的基本能量。如果肾精不足，可能源于个体先天不足，或者后天过度劳累，情绪压力过大，饮食不良等原因，消耗了过多的肾精，都可能导致肾脏问题。

（2）水湿停滞：肾的排泄功能受阻。肾脏在中医里被认为是主管水液代谢的重要器官。如果水液不能被有效排泄，而是在体内停滞，可能会引发肾脏功能紊乱，形成所谓的"水湿"，进一步可能引发或加重肾病。

（3）气血阻滞：供应肾脏的能量与营养受阻。肾脏的正常运行需要充足的气（代表生命能量）与血（代表营养物质）。一旦这两者运行不畅，供应不足，就可能造成肾脏的功能下降。

（4）热毒侵袭：内外环境的病原因素。中医中的"热毒"概念，类似于现代医学中的炎症或感染。热毒可以来源于外感，如风寒暑湿等，也可能来源于内伤，如饮食不当、情志郁结等。这些都可能伤害肾脏，导致肾病。

（5）肝肾不和：身体内部的协调失衡。在中医的理论中，各个器官并不是孤立存在的，而是形成一个互相影响的网络。特别是肝与肾，它们之间的关系十分紧密。如果肝肾之间的关系出现问题，可能会引发肾脏功能的紊乱，进一步导致肾病。

40. 为什么说"肾病多虚"

在中医的理念中，肾脏是人体的先天之本。人出生后，储存于肾内的先天之精气常常在持续性消耗中，加之肾脏病常常是慢性病，疾病过程也消耗人体的精气、元气，这就是为什么在中医的理论体系中，肾病常被划入"虚"类疾病。中医认为"肾病多虚"主要与以下几个方面的因素有关。

（1）先天禀赋。肾是"先天之本"，承载着先天精气。如果个体的先天禀赋不足，或者出生时肾精就较弱，那么其生长发育和生理功能可能就会受限，肾脏可能无法充分发挥其应有的功能，因此更易患病。

（2）后天营养。后天营养摄入对肾脏健康也起着关键作用。合理的饮食可以提供充足的营养物质，维持肾脏功能的正常运转。然而，如果营养摄入不佳，无法提供足够的物质来滋养肾精，肾脏的功能就可能受损。

（3）生活习惯。生活习惯的好坏对肾脏功能也有影响。适当的运动可以促进血液循环，有助于肾脏的正常工作。相反，不良的生活习惯，如熬夜、过度劳累、长期压力过大、性生活过度等，都可能导致肾精过度消耗，进而导致肾精亏损，影响肾脏的功能。

（4）精神压力。中医理论认为，过度的情绪波动可以导致气血运行失调，进而影响肾脏的功能，特别是长期的精神压力，更可能导致肾精过度消耗。

41. 中医如何预防和治疗肾病

中医预防和治疗肾病的关键在于调理"肾藏精"和"肾主水"的功能。对于肾虚的治疗，中医主张补充肾精，调整身体状态，以恢复"肾藏精""肾主水"的功能。这些调理的方法包括调整饮食、采用适当的锻炼方式、保持良好的生活习惯，以及缓解精神压力等。

（1）饮食调理。选择黑色食品，这类食品多富含蛋白质、微量元素和维生素的食物，能够帮助补充肾精，增强肾功能。食物如黑豆、猪肾、核桃、海鲜等，都是补肾良品。

（2）锻炼方式。适度的运动可以增强人体的体质，有助于调整"肾藏精"和"肾主水"的功能。推荐的运动方式如太极、少林八段锦、六字诀、散步等。

（3）生活习惯。养成良好的生活习惯，如保持充足的睡眠，避免熬夜和过度劳累，都有助于维护"肾藏精"的平衡。同时，应避免过度饮酒和吸烟，这些不良习惯可能会对肾脏产生负面影响。

（4）缓解精神压力。保持平和的心态，避免过度的情绪波动，是维护"肾藏精"平衡的重要方式。可以通过冥想、听音乐、看书等方式，来舒缓压力，保持心理的平衡。

此外，还经常采用中成药或中药治疗肾病。中成药如六味地黄丸、金匮肾气丸、五子衍宗丸、左归丸、右归丸等，都被广泛用于补益肾气，填精补肾，可以在医师指导下使用。

42. 中医如何用平衡阴阳的方法治疗肾虚

在中医理论中，阴阳平衡是维持身体健康的基础。但是，对于非专业人士来说，理解阴阳平衡以及如何应用这一概念可能会感到困惑。这里我们来解释下阴阳理论如何指导疾病治疗的。

阴阳是中医学中的基础概念，它们代表了体内外的两种基本属性和相互关系。阴代表了生命体内的滋养、润湿、安静和阴冷等方面，而阳则代表了生命体内的活动、燥热、兴奋和阳热等方面。阴阳是相互依存、相互制约的，它们共同构成了生命的整体，并且其相互关系的平衡与否直接影响着生命体的健康与否。

肾虚是常见的病症，其主要表现为人体虚弱、抵抗力下降，可能会引发一系列的病症。按照中医的分类，肾虚主要有两种类型，肾阳虚和肾阴虚，它们在病理生理上的特征和临床表现上都有显著的差异。

肾阳虚是肾阳不足的病理状况，主要病因为元气耗损或阳气不升。临床表现为怕冷、腰膝冷痛、四肢不温、面色㿠白、形寒肢冷、阳痿、尿频等。治疗方法主要是温补肾阳，常用药物有鹿茸、淫羊藿、巴戟天、肉苁蓉、仙茅、补骨脂等。

肾阴虚则是肾阴不足的病理状况，主要病因为阴精耗损或阴液亏虚。临床表现为口干舌燥、五心烦热、潮热盗汗、腰膝酸软、头晕耳鸣等。治疗方法主要是滋养肾阴，常用药物有熟地黄、山萸肉、枸杞子、黄精、车前子等。

从中医的观点来看，阴、阳、虚、实失衡是疾病的重要病因，也是诊断和治疗疾病的重要依据。在治疗过程中，全国名老中医严晓华教授强调不仅要对病因进行针对性的调理，同时也要注意调整和维护阴阳之间的平衡。只有在阴阳平衡的状态下，人体的各种生理功能才能正常运行，身体才能达到真正的健康状态。

在日常生活中，通过调整饮食习惯、保持良好的作息、进行适量的运动等方式，我们都能有效地维护和调整自身的阴阳平衡，从而预防和减轻肾病。例如，阴虚体质的人可以多吃一些滋阴养血、清热去火的食物，如黑木耳、黑豆、山药等；阳虚体质的人则可以多吃一些温阳助火、补充能量的食物，如鹿茸、人参、羊肉等。

43. 常见的几种治肾病中成药应如何选购

针对肾阴虚和肾阳虚的体质类型，有许多专门的中成药。以下是一些常见的中成药。

（1）针对肾阴虚的中成药。六味地黄丸是治疗肾阴虚常用的中成药之一，主要成分有地黄、山药、山茱萸、泽泻、茯苓和牡丹皮，具有滋阴补肾、清热的作用。知柏地黄丸主要用于肾阴虚火旺证，具有滋阴降火、健脾止泻的功效。此药主要用于肾阴虚火旺引起的潮热、盗汗、遗精、夜尿频繁，口燥咽干、五心烦热等。

（2）针对肾阳虚的中成药。金匮肾气丸主要成分包括肉桂、附子等，具有温阳补肾、固摄的作用。济生肾气丸用于肾阳不足所致的腰膝酸软、畏寒肢冷、阳痿遗精、尿频等。右归丸常用于治疗肾阳虚导致的腰膝酸软、阳痿、遗精、尿频等。

需要注意的是，中成药的使用应该根据个体的具体情况和医生的建议来选择，不宜自行使用。此外，中成药的疗效需要一定的时间，通常需要长期坚持服用才能达到理想的效果。在使用中成药的过程中，还应注意饮食调理、生活习惯的改善，以加强治疗效果。

44. 中药都是纯天然、无毒副作用的吗

"纯天然，无毒副作用"可能已成为中药的一种标签，然而，某些中药和营养补品的滥用可是危险重重。未经专业指导，即使是纯天然的中药，也可能含有对肾脏有害的有毒成分，从而导致严重的肾脏损害。以1990年代初在比利时发生的一系列案例为例，当时一些女性服用一种声称能减肥的中药配方后出现急性肾衰竭，这种减肥药中含有马兜铃酸。随着对这些比利时案例的进一步调查，科学家们意识到许多中成药都含有马兜铃酸，特别是一些广泛使用的中药或中成药，例如关木通、天仙藤、广防己、青木香、甘露消毒丸、龙胆泻肝丸等。长期服用这些药物均应引起重视，并监测肾功能。

现代研究进一步证实了马兜铃酸对肾脏的毒副作用。马兜铃酸能直接损害肾小管细胞，从而导致肾小管间质炎（一种肾脏的炎症反应）。肾小管负责调节身体的水和电解质平衡以及废物排泄，马兜铃酸与肾小管细胞内的分子反应，可引发细胞损伤甚至死亡，进而严重破坏肾脏结构并影响其正常功能。

45. 肾脏疾病患者在使用中药和补品时应注意什么

肾脏疾病患者在使用中药或补品时应注意如下几点。

（1）避免自行购买和使用未经验证的中药和补品。未经专业验证的产品可能含有有害成分。

（2）在使用任何草药或补品之前，应咨询具备执业资格的中医师。合理地使用和剂量的控制有助于避免不必要的风险。

（3）了解你正在使用的产品的完整成分和来源，并确保它们来

自受信任和合规的渠道。了解产品来源和成分有助于确保产品的安全性和有效性。

（4）回归自然和倡导天然疗法是一种有益的健康观念，但正确和负责任的使用方式同样重要。不可因追求"纯天然"而忽略了可能的风险和后果。

总之，应在医师和药剂师的指导下使用上述药物，并密切监测肾功能。特别是对于慢性肾脏疾病患者、孕妇、儿童和老年人，应谨慎使用这些药物。避免无处方自行购买和使用可能具有肾毒性的药物。

46. 肾病为什么常见腰酸、腰痛的症状

在中医理论中，肾藏精，主生长，开窍于耳，其华在发，其处身腰脊，其病骨蒸、劳决、失精，为癃闭、腰痛、遗溺、耳聋及虚羸少气。这揭示了肾脏的多种功能以及其与人体其他系统的复杂关联。这其中，"腰为肾之府"和"肾主骨"的理论，是中医如何理解肾病与腰痛关系的关键理论依据。

首先，"腰为肾之府"说明了腰部与肾脏之间的密切联系。"腰为肾之府"是一个形象的比喻，意思是腰部是肾脏的"家"，腰部是肾脏的居所，也是肾脏病变的重要反应区。因此，当肾脏出现问题时，往往会在腰部产生反应，引发腰酸、腰痛或腰冷等症状。这是因为肾脏的问题可能导致腰部的气血流动受阻，不通则痛，从而产生疼痛。

其次，"肾主骨"则揭示了肾脏健康状况与骨骼强壮程度之间的直接关系。在中医理论中，肾脏不仅负责储存人体的精气，还负责着骨骼的健康。当肾精充足，人体的骨骼就会健壮，活力四射；反之，肾虚时，就可能出现骨质疏松或肾性骨病等。因为骨骼的问题往往在腰部表现得最为明显，肾虚引发的骨骼问题，也就可能会引起腰酸、

腰痛等症状。

在临床中腰痛的原因有很多，包括肌肉或韧带拉伤、椎间盘突出、骨质疏松、肾脏疾病等。慢性肾脏疾病患者，由于肾脏的过滤和排泄功能下降，可能会导致钙、磷代谢紊乱，引发肾性骨病。在这种情况下，骨质疏松、骨折等骨骼系统的问题可能会变得严重，从而导致腰痛的发生，这些从中医的角度看很多也都属于中医肾虚的范畴。

对于腰痛，除了在生活中注意合理的体位、适当的运动，避免长时间的单一姿势外，更重要的是要关注这个身体信号，如果出现长期的腰痛、乏力等症状，要尽早就医，查明原因，以防疾病恶化。

47. "伤肾"的事儿您"中招"了吗

如下几种情况容易"伤肾"。

（1）高盐高蛋白食物。高蛋白食物的摄入并非越多越好，长期高蛋白饮食会使肾脏处于"超负荷"状态。另外，饮食过咸也对肾不利。中医讲"咸入肾"，适量盐可补肾强骨，但盐分过多会导致血压增高，使肾脏不能维持正常血流，从而诱发疾病。

（2）喝水太少。很多人忙起来顾不上喝水，导致尿量减少，尿液中的废物和毒素浓度增加。临床上常见的肾结石与长时间喝水不足密切相关。因此要养成适量饮水的习惯，并且不要用饮料代替饮用水。

（3）纵欲过度。中医认为"肾藏精"，肾精是生命的根本，肾精损伤必然会影响人的寿命。而房事不节最易伤肾或导致肾虚，所以医家无不强调"戒色欲""节房劳"。

（4）长期熬夜。熬夜会大量消耗人体的精血，从而使肾精不足。长期熬夜，肾精消耗过多，人就会肾气不足，最终会引起诸多疾病。所以，除非不得已，切记不可熬夜，应在晚上11点之前，也就是子时前入睡。这里有个简单的识别熬夜伤肾的小方法，就是你在熬夜时

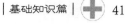

发现自己面部和头发出油了，就说明你已经开始透支自己的肾精了。

（5）暴饮暴食。饮食不节是肾脏疾病发生的一个重要原因。生活中，很多人不注意节制饮食，天天鸡鱼肉蛋，大吃大喝，长此以往不仅会使身体肥胖，诱发高血压、糖尿病等，还会给肾脏增加负担。

（6）烟酒无度。近年研究显示，大量吸烟还可引起蛋白尿，引起和加重肾脏损伤，特别是对于有基础肾脏疾病的患者，可以明显加剧原有病情。长期喝酒会使身体过度代谢，使肾脏不能正常调节人体体液，容易引起体内电解质失衡。另外，酒精有一部分需要通过肾脏代谢，容易引起肾结石，进一步加重肾功能损伤。

48. 熬夜为什么伤肾

网络上流行这么一句话"熬最长的夜，敷最贵的面膜"，这种"朋克式"的养生方式为现在的年轻人所追捧，那么，到底几点不睡觉叫熬夜呢？

从中医养生的角度来说，一天之内，随昼夜阴阳消长变化，会直接对人体的生理病理产生影响，所以，应注重一日昼夜晨昏的调养。夜晚，人体的阳气渐虚，到了子时，也就是晚上 11 点到凌晨 1 点，阳气降到最低点，体内阴气较盛，是一天时辰中的阴中之阴，子时处在睡眠状态，阳气不易耗散。

在中医理论中，肾不仅仅是排尿的器官，它还与人体的精气、生长发育、生殖等多个方面有关。肾藏精，开窍于耳，主管水液代谢，与生长、生殖、骨骼、骨髓、毛发等密切相关。古人有"肾为先天之本"之说，肾的健康直接关系到人体的整体健康状况。熬夜会导致人体的生物钟紊乱，影响到人体阴阳平衡。长期熬夜会损伤人体的阳气，导致肾阳不足；同时也会消耗精髓，导致肾阴不足。肾阴与肾阳是相互依存的，一旦其中一个出现失衡，就可能出现肾虚，表现为疲乏无力、头晕、腰膝酸软、听力下降、尿频等。此外，熬夜还会影响肾脏的排泄功能。在夜间，肾脏进行了大量的代谢废物的工作。熬夜会使肾脏在夜间无法得到适当的休息，长此以往，可能会损伤肾脏的排泄功能。

现代研究也证实，子时体内以副交感神经兴奋为主，体温下降，呼吸、心率及脉搏减慢，肾上腺水平降低，外周血管扩张，内脏各器官功能降低，可以诱导人体进入睡眠状态。那么，要在子时处在睡眠状态，我们在子时的前一个时辰——亥时，也就是晚上9点到11点，就要准备睡觉了。现代研究发现，晚上9点开始，松果体分泌的褪黑素逐渐增高，皮质醇处在较低水平，以诱导人体进入睡眠状态，因此超过亥时不睡觉，也就是最迟到11点还不睡觉，就叫熬夜。熬夜对人体生物钟也有影响，从而进一步影响肾脏的激素分泌。

49. 中医如何认识水肿

水肿是一种常见的症状，特别是在患有肾脏问题的人群中常见。肾病水肿通常表现为眼睑、面部、下肢等部位的水肿。严重时全身可见泛肿，肿胀的部位按压后可见凹陷，中医认为这是人体脏腑功能整体失衡的反映，主要涉及肺、脾、肾三脏的功能。

（1）肺脏。肺主气，调节水道，通调水液。当肺的通调功能失常时，水液不得宣发，就会在体内停滞，导致水肿。中医经典《黄帝内经》中有言，肺为气之府。《黄帝内经·素问》"水热穴论篇"："勇而劳甚，则肾汗出，肾汗出逢于风，内不得入于脏腑，外不得越于皮肤，客于玄府，行于皮里，传为胕肿，本之于肾，名曰风水。"说明肺脏对身体的水液代谢起着至关重要的作用，其功能失常可能导致水液积聚。

（2）脾脏。脾主运化水湿，负责将消化后的食物运化为精微，并将其输送到身体各处。若脾虚，运化失职，水湿停滞，则可致水肿。《黄帝内经·素问》"至真要大论篇"中提到"诸湿肿满，皆属于脾"。这一观点强调了脾脏在消化和水液代谢方面的作用。脾的健康直接关系到水液的正常代谢。

（3）肾脏。肾主水。肾阳不足或肾阴亏损时，水液代谢失常，可能导致水肿。《黄帝内经·素问》"水热穴论篇"曰胕肿"其本在肾，其末在肺"。

50. 什么是"开鬼门"

水肿是肾病常见的一种临床症状，表现为体内水液停滞所造成的肿胀。中医学在《黄帝内经·素问》"汤液醪醴论篇"中记述"平治于权衡，去菀陈莝，微动四极，温衣，缪刺其处，以复其形。开鬼门，洁净府，精以时服"，为我们揭示了水肿的治疗原理和方法。治水三大法"开鬼门""洁净府""去菀陈莝"为中医治疗水肿的核心理念，首先让我们了解一下中医如何通过发汗治疗水肿。

中医称汗液为"津液"，出汗是阳气和津液作用的结果，是人体健康的标志之一。《黄帝内经·素问》"汤液醪醴论篇"中的"开鬼门"指的就是通过发汗来调节体内水液的平衡。

汗孔在中医学中被称为"鬼门"，是因为它具有隐藏和神秘的特性，就像鬼魅般不易察觉，与鬼的阴暗、隐秘属性相呼应。汗孔平时不显眼，但在阳气推动下会显露其"存在感"。"鬼门"这一称谓还涵盖了中医的多个层面，体现了人体与自然的连接，阴阳的调控。汗孔作为体内外交流之门，可以通过调节体温和排除废物来维持生理平衡。其神秘的开闭功能与阴阳理论相结合，显示出了人体的整体性和和谐性。通过"开鬼门"，即发汗，可以解热解表，治疗外感风寒等疾病。反之，若汗孔失调，可能导致疾病的加重甚至危及生命。

然而，出汗过多或过少都是不正常的现象。中医通过针灸、药物等手段促进正常的出汗，以恢复身体体液代谢的平衡，可以治疗水肿。

51. 什么是 "洁净府"

膀胱的正常功能确保体内多余的水分和废物能够通过小便排出体外，从而维持体液的平衡。"净府"，即膀胱，在中医理论中被视为津液之府，负责小便的排泄。其对水肿的治疗作用主要体现在水液代谢方面。当膀胱功能失调，可能导致水液在体内滞留，进而引发或加重水肿。小便的颜色和数量反映了人体水液的状态。"洁净府"是指保持小便通畅，确保体内水液正常排泄。若小便过于黄赤或频繁，可能提示身体缺水或肾阳虚等问题。中医通过调理肾脏和膀胱功能，确保小便的正常排泄，从而调节体内水液的平衡。

52. 什么是 "去菀陈莝"

大便的颜色、形状、次数等都与人体健康紧密相关。"去菀陈莝"是指去除体内的水液废物，通过调节体内水液代谢来治疗饮证。其中，"菀"表示堆积或阻塞，"陈莝"是指陈旧的铡碎的杂草。此方法特别适用于郁结日久的水饮的病证，如"痰饮""悬饮""支饮"等，旨在通过肠道将聚集的物质排出体外。也有医家认为"去菀陈莝"是中医活血之法，意指通过活血化瘀的方法祛除体内日久积滞的糟粕物质，包括病理生理代谢的终产物如痰湿、瘀血、尿素氮、肌酐等，这也是慢性肾病伴有水肿常用的治疗方法。

53. 中医如何认识蛋白尿

蛋白尿，即尿液中含有过量的蛋白质，是肾脏功能受损的重要标志。那么，中医又是如何认识蛋白尿的呢？

在中医理论中，蛋白尿的概念并未直接提及，但是，我们可以根据现代医学的认识和中医理论，将其与一些中医的病证相关联。蛋白尿的出现与肾脏疾患有关，因此会被关联到中医腰痛、肾劳、水肿等相关症状和疾病的范畴中。中医认为蛋白尿与脾、肾功能关系较为密切。

（1）脾虚和"脾不升清"。在中医中，"脾"并非指现代医学的脾脏，而是一个广泛的功能的概念，包括消化、吸收、运输等功能。中医经典《黄帝内经》中有"脾者，五谷之官，胃者，仓廪之官"。这就好比脾是一个工厂，胃是原料仓库，而五谷就是原料。脾的功能就是处理、提炼这些原料，将其转化为身体需要的精微物质。当脾虚时，这个"工厂"的功能就会减弱，原料不能被充分利用和转化，就会以精微物质的形式（蛋白质）从尿液中排出，形成蛋白尿。

（2）肾气不固。在中医理论中，肾藏精，是人体精气的储存地。肾主水，是一个管理水源的大坝。当肾气不固时，就好比大坝出现了漏洞，不能有效地储存和利用水源和精气，那么这些水源和精气就会以尿的形式排出体外，从而导致蛋白尿。

对于蛋白尿的治疗，中医的策略是调整和恢复脾肾的功能。这可以通过以下几种方式实现。

（1）选择健脾补肾的食物，如山药、大枣、黑豆等，同时避免过食生冷、辛辣、煎炸等不易消化的食物。

（2）辨证施治，根据患者出现的不同症状、证型选择合适的方药对症治疗，如在患者出现脾肾两虚时可以使用黄芪、黄精、熟地黄、枸杞子、山药、茯苓等健脾补肾药物，就如严晓华教授在治疗蛋白尿时就会使用大量黄芪健脾益气升清，可以收到很好的效果。

（3）针灸、按摩，通过刺激相关穴位，如神阙穴、三阴交穴、足三里穴等，来调节人体内的气血运行。

（4）保持充足的睡眠，避免过度劳累，保持情绪稳定，适当规律运动等。

54. 中医如何预防蛋白尿

预防总是优于治疗，尤其是在面对可能导致肾功能受损的蛋白尿时。从中医的角度，我们可以采取以下方式预防蛋白尿的发生。

（1）调整情志。情志不调是导致各种疾病的重要因素，包括肾脏疾病。保持良好的心态，避免情绪的剧烈波动。

（2）合理饮食。避免饮食过冷过热，避免过于油腻和辛辣的食物。同时，加强营养均衡，增加富含蛋白质、维生素的食物。

（3）生活习惯。保持充足的睡眠，定期进行适当的运动，避免过度劳累和熬夜。

（4）防寒保暖。脾肾最忌寒湿，因此要注意保暖，避免长时间坐卧在潮湿的地方，及时更换湿透的衣物和鞋袜。

55. 中医如何通过望诊诊断肾病

在古代，尽管医疗设备和技术远不如今天先进，但中医师通过他们细致入微的观察和临床实践，也能发现和治疗各种健康问题。那么，中医是如何诊断肾病的呢？让我们一起来看一下。

在中医的诊断过程中，望、闻、问、切被称为"中医四诊"，它们是中医诊断疾病的重要手段。

望诊是观察病人的整体状况，包括面色、舌质舌苔、眼神等。首先，医生会通过观察病人的面色来了解肾脏的健康状况。在中医理论中，肾主水，主黑，如果面色黧黑、晦暗无华，往往提示肾虚。其次，舌诊是望诊中的重要一环。舌象的变化常常反映出人体内脏的健康状况，而舌淡、无华、舌边有齿痕等，常常是肾阳不足的体现。肾阳不足可能导致人体阳气不能升发，水湿停滞，从而导致肾功能减弱。如果舌红、少苔，口干咽燥，则可能提示肾阴不足。肾阴不足意味着肾脏的滋润功能下降，可能导致阴虚火旺，出现口干等症状。

56. 中医如何通过闻诊诊断肾病

闻诊是闻病人的气味，如口臭、汗臭等，也包括听病人的声音。虽然在诊断肾病时可能并不如"望"和"问"那么常用，但它依然不可忽视。首先，闻诊不一定是医师操作，也有可能是患者自己或者家属发现的，比如尿液气味的变化，毕竟在临床上医师去闻患者尿液气味的情况还是比较少的。在糖尿病患者中，他们的尿液可能有一种类似苹果的甜味或者水果坏了的气味。这是因为他们的身体不能有效地将血液中的糖分转化为能量，导致过多的糖分通过尿液排出。其次，闻诊也包括闻患者口气。在中医理论中，口臭有时被认为是内脏疾病的反映，包括肾病。例如，一种类似于尿的口气可能意味着肾功能出现问题。最后，闻诊还包括对病人身体其他部位气味的关注。例如，一些肾病患者可能会出现皮肤异味，这也可能是肾功能异常的标志。

57. 中医如何通过问诊诊断肾病

问诊则是询问病人的病史、症状、生活习惯等。肾出现问题时中医师会着重在尿量、尿色、尿质感、水肿、腰酸、腰痛等方面去了解情况。首先，我们会询问病人的尿量。尿量减少可能是肾功能受损的一个信号。接下来，医师会询问病人尿色的变化，因为尿色的改变可能提示着肾脏或者其他泌尿系统的问题。尿的质感，如是否有泡沫，也是医师关心的问题。比如，尿液产生大量持久的泡沫可能是蛋白尿的表现，提示肾脏可能存在问题。其次，我们也会询问病人是否有水肿的情况。因为水肿可能是肾脏无法正常排除体内多余液体的标志。此外，腰膝酸痛也可能是肾病的症状。在中医理论中，肾主骨，其功能不足可能会引起腰膝酸痛。最后，医师会询问病人的性功能是否正常。在中医理论中，肾被视为人体的"元气之本"，与生殖、性功能密切相关，性功能下降可能提示肾气虚。

58. 中医如何通过切诊诊断肾病

切诊即脉诊，是通过摸脉来获取病人的病情信息。首先，如果病人的脉象沉细、无力，这可能是肾阳不足的表现。在中医理论中，肾阳代表人体的生命活力，肾阳不足可能导致人体的新陈代谢降低，体温下降，因此，脉象可能表现为沉细、无力。其次，如果病人的脉象细数、无力，这可能提示肾阴不足。肾阴在中医理论中主要与身体的滋润、营养功能有关，肾阴不足可能会导致身体燥热，脉象可能会表现为细数、无力。

59. 中医诊断肾病会关注哪些症状

在中医诊断肾病时，会关注以下一些症状。

（1）尿量改变，如尿少、尿频、夜尿情况等。

（2）"腰为肾之府"，腰部的不适通常被看作是肾病的一个重要信号。

（3）消瘦无力、肌肤干燥、头发脱落等，这些可能是肾精亏损的表现。

（4）女性月经不调，男性阳痿等，中医认为肾主生殖，这类症状可能也是肾病的表现。

值得注意的是，中医的诊断并不仅仅基于症状，而是基于整个人的健康状况，包括身体、精神和情绪状态。中医会根据每个病人的具体情况进行辨证论治，也就是说，即使两个病人都被诊断为肾病，但他们的症状、体质和生活环境可能完全不同，因此他们的辨证不同，治疗方案也会不同。总的来说，中医诊断肾病的方式是全面的、独特的、强调个体化的。

60. 如何用中药治疗肾病

在中医理论中，人体是一个整体，每个部分都相互关联，并通过阴阳的平衡维持健康。肾在这个系统中起着至关重要的作用，因为它被视为人体精气的源泉，与生命活动紧密相连。当肾出现问题，它可能会导致一系列疾病的发生。

在中医的治疗手段中，调理身体的整体状况是非常重要的，这不仅仅是针对肾脏，而是要恢复人体内部环境的平衡。中医治疗肾病的方法多种多样，其中中药治疗是中医治疗疾病的主要方法之一。中药方剂复杂而精妙，其选药的原则是根据患者的体质和病情。在治疗肾病的过程中，不同的中药拥有不同的功效，可以针对患者的体质和病情进行选择。例如，如果你的身体像一片干燥的土地，需要更多的滋润，医生就可能会为你选择滋阴补肾的药物。这类药物包括生地黄、熟地黄、枸杞等，就像给干燥土地灌溉水分，能帮助滋养身体，改善肾阴虚的症状。而如果你的身体像一个需要添柴的炉火，缺少了温暖的阳气，那么医生就可能会为你选择温阳健肾的药物，如肉桂、附子、巴戟天等。这些药物像燃烧的柴火，能温暖身体，提供肾阳虚患者所需的能量。如何选择药物、选择什么药物治疗，这些需要医师根据患者的病情进行辨证论治。

61. 如何用推拿治疗肾病

推拿，又称为中医按摩，是一种通过在身体表面进行推、揉等操作以达到治疗疾病目的的疗法。它能够通过刺激身体的穴位和经络，改善气血运行，从而达到调理身体和治疗疾病的目的。在肾病的治疗中，涌泉、足三里、肾俞和神阙是常用到的穴位，它们能有效地调节肾经的气血，帮助改善肾病的症状。在治疗肾病中常用以下穴位，也可以自己用艾条灸一灸，说不定也有不错的效果呢！

太溪

位置：太溪穴是足少阴肾经的原穴，是肾经的主要穴位之一，其位于足内侧，足内踝与跟腱之间的凹陷处。

功效：用于治疗肾病、尿频、尿急、尿痛等。

涌泉

位置：涌泉穴是足底的主要穴位，位于足底部位，曲足卷趾，足底前 1/3 与后 2/3 交界处的凹陷中。

功效：强壮肾气，对于肾虚引起的多种疾病有很好的调理作用。

神阙

位置：神阙穴位于脐中。

功效：强壮肾气、提振阳气，对于肾病的治疗非常有帮助。

肾俞

位置：肾俞穴位于脊柱两侧，第二腰椎旁开 1.5 寸。

功效：补肾、健脾、益肺，对于肾病、水肿、尿频、尿急等具有很好的调理作用。

62. 如何用饮食调理肾病

在中医理论中，饮食和药物是同源的，因此饮食的调理对肾病的治疗也有重要的作用。中医讲究根据每个人的体质和病情来定制个性化的饮食计划，不同的食物有不同的性质和功效，可以对人体产生不同的影响。以常见的肾阴虚和肾阳虚为例。

肾阴虚的病人体内的阴液不足，表现为身体燥热，口干舌燥，盗汗等。这类病人的食疗要以滋阴降火为主，可以多食用具有滋阴清热、生津止渴作用的食物。水果类：梨、西瓜、香瓜、葡萄等。蔬菜类：白菜、苦瓜、莴苣、冬瓜等。药膳类：玉竹银耳汤、麦冬石斛粥等。避免食用辛辣燥热和刺激性强的食物，如辣椒、大蒜、韭菜、生姜、酒等。

肾阳虚的病人体内的阳气不足，表现为手脚冰凉，畏冷，腰膝酸软，面色苍白等。这类病人的食疗要以温阳助火为主，可以多食用具有补肾温阳的食物。肉类：羊肉、鹿肉、鸡肉等。海鲜类：海参、鳗鱼等。避免食用性质寒凉和具有滋阴功效的食物，如薏米、绿豆、荸荠、香蕉等。

63. 为什么黑色食物能够补肾

在中医理论中，五行学说是核心理论之一，五行即金、木、水、火、土，分别与人体的五脏相对应，而五脏又与五色有对应关系。

在中医五行学说中，黑色与水元素相对应，水又与肾有关。因此，黑色食品被认为五行属性均属水，有助于滋肾养肾。古代医学典籍和现代临床实践中也有许多黑色食物用于补肾的记录和经验。《本草纲目》中就提到了许多黑色食物及其功效，例如，黑豆有"益肾气，填骨髓，坚筋骨，乌须发"的作用，这与现代对于黑豆补肾、滋补肾阴的理解相一致。在《食疗本草》中，黑枣被描述为有"补中益气，养血安神"的效果，特别适用于肾气不足、精血亏虚的情况。《神农本草经》中也有许多黑色食物的记载，如黑芝麻有滋补肝肾、益精血的功效。现代医学认为，一些黑色食物富含天然植物色素如花青素等抗氧化物质，有助于保护肾脏功能，减缓衰老。以下是几种常见的黑色食品。

黑豆：黑豆含有丰富的植物蛋白质、微量元素和纤维素，具有滋补肾阴的效果，可以用来炖汤或者煮粥。

黑芝麻：黑芝麻富含维生素 E、膳食纤维、钙等营养素，有助于滋养肾脏。可以用来制作芝麻糊或蒸饼。

黑枸杞：黑枸杞富含天然植物活性物质，如花青素、多酚等，具有很好的抗氧化效果，可以保护肾脏细胞。在中医理论中，黑枸杞被认为有滋补肾阴、明目、强身健体的功效。可以泡茶饮用，或与其他药材一起炖汤。

桑椹：味甘、性温，具有养肝肾、益精血的作用。桑椹富含多种维生素、氨基酸、微量元素以及具有抗氧化效果的植物化合物，可以帮助补充肾脏所需的营养，增强肾脏功能。

黑米：黑米被称为"药米"，具有滋养肝肾、强健身体的作用。制成黑米粥或黑米饭是常见的食用方式。

黑木耳：黑木耳有活血化瘀、润肺止咳、滋阴润燥的功效。对于慢性肾小球肾炎患者来说，通过食用黑木耳，可以帮助促进血液循环，改善肾脏的血液供应，从而有助于肾脏功能的恢复。黑木耳的口感滑嫩，是食疗佳品。常见的食用方法包括凉拌、炖汤等。

64. 补肾滋养的食疗方有哪些

枸杞红枣粥：将枸杞、大枣、大米同煮，增强肾脏功能，滋补肝肾。

黑豆炖鸡：黑豆与鸡肉共同炖煮，有助于肾气的恢复，适合肾气不足的患者。

山药炒虫草花：山药与虫草花同炒，可滋补肾阴，增强体力。

黑豆煲鸡汤：黑豆煲鸡汤常用来滋补肾阴。黑豆与鸡肉的搭配，形成了既滋阴又补阳的食疗方。

黑芝麻核桃粥：核桃与黑芝麻的搭配在现代食疗中也被广泛运用，对于肾虚引起的脱发、记忆减退等问题有一定的改善效果。

桑椹山药粥：桑椹、山药、大米一同煮粥，具有养肝肾、益精血的作用。

黑芝麻核桃羹：将黑芝麻、核桃仁磨粉，同牛奶和蜂蜜煮成羹，有助于滋养肾脏，适合肾虚腰痛的人士。

覆盆子桑椹茶：覆盆子、桑椹、大枣、龙眼干一同泡茶，有补肾固精、益肝和胃的作用，适合肾虚肝旺的患者。

枸杞子羊肉汤：枸杞子与羊肉一同炖汤，有助于肾阳的恢复，适合肾阳不足的患者。

熟地黄精炖鸽蛋：熟地黄、黄精与鸽蛋共同炖煮，有补肾滋阴、强健体魄的效果，适合肾阴不足患者。

鸡肉山药炖花胶：鸡肉、山药与花胶一同炖煮，具有补肾养颜、滋补强身的作用，适合肾气不足的患者。

海带黄豆汤：海带与黄豆一同炖汤，具有清热利水、滋阴补肾的作用，适合肾炎患者及肾阴不足的人群。

65. 哪些食物对肾脏有益

南瓜：南瓜含有丰富的 β－胡萝卜素和维生素，有助于肾脏的保健。可做南瓜粥或蒸南瓜。

芹菜：芹菜利尿降压，有助于肾脏功能的恢复。可炒食或榨汁饮用。

红薯：红薯富含纤维素和多种维生素，有助于改善消化，可以减轻肾脏的负担。可以做红薯粥、蒸红薯或红薯面包。

白菜：白菜含有丰富的水分和营养成分，有利尿作用，有助于缓解肾脏的负担。可用于炒菜、煮汤或凉拌。

苦瓜：苦瓜有助于调节血糖，对肾脏有益。可以用来炒肉或凉拌。

洋葱：洋葱含有丰富的抗氧化物质，有助于保护肾脏。可以用来炖汤、炒肉或制作沙拉。

胡萝卜：胡萝卜富含 β－胡萝卜素和钙，有助于保护肾脏健康。可以用来榨汁、炖汤或炒菜。

66. 如何避免食用具有肾毒性的食物

一些食物，特别是野生蘑菇，可能含有对肾脏有毒的化合物，食用这些食物可能会迅速损害肾脏，每年都有因为食用这类食物而导致急性肾衰竭的患者。野生蘑菇中的某些品种可能含有对人体有害的有毒化合物，包括对肾脏有害的有毒物质。虽然有些野生蘑菇是可食用的，但也有一些是极为危险的，即使是少量摄入也可能导致严重的健康问题。例如，一种名为"鹅膏菌"的野生蘑菇，对肾脏具有强烈的毒性。人们误食这种蘑菇后，可能在几个小时内出现恶心、呕吐、腹泻等症状，随后可能出现肾功能下降。由于某些有毒蘑菇与可食用蘑菇在外形上相似，非专业人士可能难以区分。因此，采摘和食用野生蘑菇存在极高的风险。

67. 为什么冬季是补肾的好时机

冬季是一年中气候最寒冷的季节，自然界天寒地冻，万物蛰伏，这与中医"肾主封藏"的生理功能相应，故中医讲"肾通于冬气"。冬季，阳气内敛，人体的生理活动也有所收敛，此时，肾既要为维持冬季热量支出准备足够的能量，又要为来年贮存一定的能量，所以此时养肾至关重要。

（1）冬季应该如何养肾。首先应做好起居调养。《黄帝内经》"四季调神大论篇"中提出："冬三月，此谓闭藏。水冰地坼，无扰乎阳；早卧晚起，必待日光……去寒就温，无泄皮肤，使气亟夺，此冬气之应，养藏之道。"指出了冬季的起居养生宜早睡晚起，最好待日出以后活动，以免扰动阳气，还要注意防寒保暖，护阳固精。其次要做好饮食调养。冬季饮食应当遵循"秋冬养阴""无扰乎阳"的原则，既不宜生冷也不宜燥热，适宜食用滋阴潜阳、热量较高的食物。如羊肉、狗肉、鹅肉、鸭肉、大豆、核桃、栗子、木耳、芝麻、红薯、萝卜等均是冬季适宜的食物。另外中医讲肾五色中对应"黑"，亦可适当进食一些黑木耳、黑芝麻、桑椹、黑米、黑豆等黑色食品补肾。最后冬季可适当做一些八段锦、太极拳等运动来固护肾气，同时应注意运动不宜过量，避免耗伤阳气，以符合"闭藏"的养生要求。

（2）冬季补肾注意事项。在冬季，适当的补肾不仅能够帮助我们更好地度过这个寒冷的季节，还能为接下来一年的活动储备充足的能量。但不宜盲目补肾，应在医生指导下进行；冬季是闭藏之季，不适宜高强度运动；避免食用过咸或过苦的食物，以保持体内阴阳平衡。

68. 中医如何调养和预防肾病

中医认为，预防胜于治疗。因此，通过调整生活方式，如保持规律的作息、避免过度劳累、保持良好的情绪等，都是预防和治疗肾病的重要措施。

无论中医还是西医生活方式都是健康和疾病的一个重要决定因素。通过调整生活方式，我们不仅可以预防疾病的发生，还可以帮助治疗已有的疾病，包括肾病。下面给大家一些保持健康生活方式的方法。

首先，保持规律的作息非常重要。中医认为人应该与自然的节律保持同步，例如白天活动，晚上休息。如果常常熬夜、作息不规律，会导致人体的阴阳失衡，从而引发各种疾病。因此，无论是预防还是治疗疾病，都应该保证充足和规律的睡眠。

其次，避免过度劳累。过度的熬夜、劳累会耗损肾气，从而影响肾的正常功能，引发肾病。因此，平时应该适当地休息和放松，避免过度的体力消耗和过大的精神压力。

最后，保持良好的情绪也是非常重要的。中医认为情志是影响人体健康的一个重要因素。长期的忧虑、愤怒、恐惧等负面情绪，都会伤害肾脏，加速肾脏疾病的发展。因此，我们应该学会调整自己的情绪，保持积极乐观的心态，这对于预防和治疗肾病都有很大的帮助。

治疗肾病不仅仅是解决表面的症状，而是要从根本上恢复和保持人体的平衡。这也就是为什么中医治疗疾病常常需要个体化的治疗方案，并且需要患者的配合和耐心，因为恢复身体平衡是一个缓慢的过程。

69. 中西医结合治疗肾病有哪些优势

中西医结合治疗肾病，实际上就是将中医与西医的优势进行有效地结合，提供一种更为全面、有效的治疗手段。以下是中西医结合治疗肾病的几个主要优势。

（1）更全面的疾病理解和诊断。西医凭借其科学和精确的检查手段，能对肾病进行明确、准确的诊断。而中医则从整体和动态的角度理解疾病，注重疾病与人体整体之间的关系，以及疾病与环境之间的关系。这样，患者可以获得更全面、深入、个体化的诊断和治疗。

（2）综合治疗，效果显著。西医治疗，侧重于使用药物和手术等方法，针对肾病的病理改变进行直接的干预。中医则侧重于通过调整身体的平衡，增强身体的自我修复和防病能力。两者结合，可以让患者在病变得以控制的同时，改善症状，增强身体抵抗力，防止疾病复发。

（3）辅助治疗，减少副作用。西医治疗肾病，可能会有一些药物副作用。中医可以通过草药、食疗、针灸等方法，帮助减轻这些副作用，提高患者的生活质量。同时，中医的药物治疗和饮食疗法，也可以帮助改善肾病患者的体质，提高治疗效果。

（4）预防复发，延长生命。肾病患者在病情稳定后，还需要长期的治疗和调理，以防疾病的复发和进一步恶化。中医的调理和防病理念，可以帮助患者调整生活方式，改善体质，减少复发，延长生存期。

总的来说，中西医结合治疗肾脏疾病，可以实现治疗的全面性和持续性，既能快速控制病情，又能提高患者的生活质量，减少复发。当然，具体的治疗方案需要根据患者的具体情况，由医生来制订和调整。

70. 什么是中医肾病的"五维诊疗体系"

严晓华教授是全国老中医专家、福建省名中医，其独到的医术和深厚的中医理论造诣为大量肾病患者带来了健康。"五维诊疗体系"是严晓华教授40多年的临床实践和经验的总结，是传统中医辨证论治的再升华。中医肾病"五维诊疗体系"是一个综合性的诊疗方法，它结合了症状、病理、指标、体质及辨证这5个维度，旨在为肾病患

者提供一个全面、精确、个性化的诊疗方案。其内容主要包括以下 5
个方面。

（1）症状。这一维度关注的是患者的病症表现，包括主诉、现
病史、既往史、家族史等。这些信息是医生评估疾病严重程度、确定
诊断、制订治疗方案以及预判预后的重要依据。而在中医中，症状的
理解更加全面深入，如阴阳、表里、寒热、虚实等理论在症状的理解
上都发挥了独特的作用。

（2）病理。这一维度依赖于西医的病理生理学方法和视角，对
肾病的起因、发展过程和结果进行明确的阐释。具体而言，通过对肾
脏的解剖学、生理学、病理学的深入研究，医生可以详细了解肾病的
形成机制、发展趋势，以及可能的临床结果。这一过程不仅可以准确
地诊断肾病，还能明确指导治疗方案的制订和进行疾病进展的预测。

（3）指标。这指的是实验室检查结果，如血肌酐、尿蛋白、
尿酸等，以及影像学检查，如 B 超、CT、MRI 等。这些量化的检查
结果可以客观、精确地反映出疾病的程度，是监测疾病进展、评估治
疗效果、判断预后的重要依据。

（4）体质。这一维度依托中医的体质理论，通过观察、询问和
脉诊等方式，确定患者的体质类型，如阳虚、阴虚、气虚、痰湿、血
瘀等。体质是指人的生理、心理特征和适应外界环境能力的总和，不
同的体质类型在面对疾病时会表现出不同的敏感性和反应方式。因此，
了解患者的体质特征，对于诊断疾病、预防疾病、调整治疗方案及提
高生活质量具有重要的指导意义。

（5）辨证。这个维度指中医辨证论治，它结合了中医的诊疗理
念和方法，通过对患者的全面观察，对舌象、脉象、面色等诊疗信息
进行辨证，然后根据辨证结果选择对应的治疗方法，如用药、针灸、

推拿、食疗、气功等。这个过程强调的是因人、因时、因地、因病的治疗，强调的是个性化治疗，强调的是整体治疗，强调的是预防和调理。

总的来说，"五维诊疗体系"突出中医症状及辨证的特点，结合西医临床指标、病理诊断，并参考患者长期身体体质状态，进行综合辨证治疗，是严晓华教授临床实践过程的体现，也是临床诊疗的特色所在。

疾病防治篇

一、急性肾小球肾炎的防治

71. 感冒是否会引发肾炎

当我们感冒时，除了喉咙痛、流鼻涕、打喷嚏，可能还会有轻微的头痛和身体疲劳等症状。然而，你知道吗？有时候感冒会引起的问题可能远超我们的想象。在罕见的情况下，感冒甚至可能会引发肾炎，这在儿童和青少年中更为常见。急性肾小球肾炎就是我们常说的由感冒引发的"肾炎"。

下面，我们来看一个真实的案例。

小明（化名），是一名8岁的男孩，他在两周前得了重感冒，经过家长的细心照顾和常规治疗，感冒症状很快得到了缓解。然而，就在小明恢复正常上学后不久，他的妈妈发现小明尿液颜色变深，甚至出现了血尿，并且他的尿液产生大量的泡沫，持续时间很长。这些都是小明平时从未有过的症状。几天后，小明的眼睑和脸颊开始出现水肿，这让他的妈妈非常惊慌，马上带他去看医生。医生通过一系列的检查，最后诊断出小明患上了急性肾小球肾炎。

那么，为什么感冒可能会引发肾炎呢？

我们的肾脏中有很多小的过滤单位叫作肾小球，它们的任务是过滤血液中的废物和多余的液体，生成尿液。当我们感冒时，身体会产生免疫反应，免疫系统会生成特定的抗体来清除体内的病原体。然而，在这个过程中，如果免疫系统误伤了肾小球，就可能导致肾小球的功能受损，引发肾炎。

值得一提的是，尽管感冒可能引发肾炎，但这种情况并不常见。因为人体的免疫系统通常很聪明，能够精确地攻击病原体，而不伤害自己的身体。因此，即使你感冒了，也不必过度担心会得肾炎。

然而，如果在感冒后出现了像小明一样的血尿、泡沫尿，或者体重突然增加、眼睑和脸颊出现水肿等症状，这可能是肾脏受到损伤的迹象，应该立即寻求医生的帮助。

72. 什么是急性肾小球肾炎

急性肾小球肾炎是一种肾脏疾病，它发生在肾脏的微小过滤系统肾小球中，多发生在儿童，尤其是男性中。

肾小球是肾脏的过滤系统，负责清除血液中的废物和多余的液体。急性肾小球肾炎中，肾小球"发炎"，其过滤功能受到影响，肾脏从血液中清除废物和过量液体的能力减弱。通常，急性肾小球肾炎多由链球菌感染引起。通常在感染后1~2周内开始发病，主要症状包括尿液减少、尿液变暗或呈血色（血尿）、面部和眼睛周围肿胀（水肿）、疲劳和虚弱，以及蛋白尿和血压升高。然而，这些症状的严重程度因人而异，一些人可能只有轻微症状，或者根本没有症状。

首先，我们了解一下急性肾小球肾炎的常见病因。急性肾小球肾炎的病因主要分为感染和非感染两大类。感染引发的肾小球肾炎，最常见的是链球菌感染后引发的，如扁桃体感染或皮肤感染（比如脓疱病），如果感染发生在呼吸道，其潜伏期通常比皮肤感染更短。非感染性的肾小球肾炎的病因则更为复杂，可能包括全身性疾病（如系统性红斑狼疮、狼疮性肾炎）、免疫介导的疾病（即身体的免疫系统错误攻击自身组织，如IgA肾病、紫癜性肾炎）或者药物和毒素暴露（如某些抗生素、非甾体抗炎药、某些金属和有机溶剂），或继发于其他疾病如疱疹、病毒性肝炎、艾滋病、疟疾等的一种并发症。

急性肾小球肾炎的病理机制主要涉及肾小球的炎症反应。在感染引发的肾小球肾炎中，β-溶血性链球菌感染引发的免疫反应会在肾小球内形成免疫复合物，沉积于肾小球，随之产生肾小球损伤。在非感染性的肾小球肾炎中，免疫系统功能异常或药物暴露会引发类似的免疫反应，同样会导致肾小球损伤。值得注意的是，急性肾小球肾炎免疫学检查异常对诊断本病很有意义，其表现为一过性血清补体C3下降，多于起病2周后下降，8周内渐恢复正常，患者血清抗链球菌溶血素"O"（ASO）滴度也常常会升高。

随着肾小球的损伤，其过滤功能会受到严重影响，导致尿液中蛋白质和红细胞的增多（蛋白尿和血尿），并可能引起体内液体积聚（水肿）和血压升高。

此外，如果肾小球损伤严重或者持续不治，可能会进一步发展为肾小管间质的炎症和肾功能不全，这可能需要透析或者肾移植治疗。

73. 中医如何认识急性肾小球肾炎的发病原因

急性肾小球肾炎属中医"水肿""尿血""癃闭"等病证的范畴，在中医看来，这种疾病是由什么原因引起的呢？

首先，"感邪伤肾"。这是中医理论中的一个概念。"邪"在这里可以理解为一些不良的外部环境因素，例如风、寒、湿。这些因素可能单独或混合地影响人的身体，另外，如果体内湿热过重，也可能影响肾功能的发挥，进而出现尿血等症状。

其次，"饮食不节"。这主要是指饮食习惯不好，比如饮食不规律，或者食物过于油腻，或者饮酒过多。这些习惯都可能对人的脾胃造成伤害，影响脾的正常运作，使体内湿浊不能正常排出体外，从而导致急性肾小球肾炎的发生。

最后，"情志不畅"。这主要是指精神压力过大或者情绪不良，如忧郁、暴怒等。这些都可能导致肝气郁结，即肝脏的功能受损，这会影响到脾的正常运作，湿浊物质不能正常排出体外，也可能引发急性肾小球肾炎。

74. 中医如何认识急性肾小球肾炎的发病机制

在中医理论中，急性肾小球肾炎的发病机制与肾阳不足、肾阴虚损、肾失濡养、脾失健运、湿热内蕴等有关。

首先，"肾阳不足"和"肾阴虚损"。"肾阳不足"和"肾阴虚损"可能会影响到肾脏的正常功能，从而导致急性肾小球肾炎的发生。"肾阳不足"：肾阳是一种生命活力，它能推动人体各种功能的运行，包括肾脏的工作。当肾阳不足时，相当于肾脏的"马达"动力不足，可导致肾脏的过滤和排泄功能下降，使得血液中的毒素和废物不能有效排出，有可能导致肾小球的炎症反应，进而引发急性肾小球肾炎。"肾阴虚损"：肾阴在中医理论中相当于是肾脏的营养供给，并起滋润作用。如果肾阴虚损，就意味着肾脏缺乏足够的养分，导致"肾失濡养"，其功能可能会受到影响，从而无法正常工作。在肾阴不足的情况下，肾小球可能会因为养分不足而发生损伤，使得血液中的红细胞和蛋白质"泄漏"到尿液中，出现血尿和蛋白尿，这也是急性肾小球肾炎的特征之一。

其次，"脾失健运"。在中医理论中，脾脏负责运输和转化人体的营养物质。脾脏功能失调会影响到人体对营养的吸收利用，乃至全身的气血运行。

最后，"湿热内蕴"。这可以理解为体内湿度和热度过高，很多时候与西医的炎症反应相似，这也跟急性肾小球肾炎常常发生在感染性疾病之后有关。湿热内蕴使得体内的液体不能正常排泄，积聚在体内，导致水肿，也使肾脏的排泄功能降低，不能有效地排出体内的废物和毒素，使这些物质在肾脏内积聚，形成炎症反应，进一步导致急性肾小球肾炎的发生。

75. 急性肾小球肾炎血尿的表现有哪些

急性肾小球肾炎是一种临床症状复杂、进展快速的肾脏疾病，它主要涉及肾小球，也就是肾脏中进行血液过滤的主要功能结构。

血尿是急性肾小球肾炎的最常见症状，尿液颜色可能会变成粉红色、红色，甚至深棕色，这完全取决于尿液中的红细胞数量。主要表现为以下几种情况。

（1）茶色尿或洗肉水样尿。这种情况通常发生在疾病的早期，尿液中的红细胞破裂，导致血红蛋白溶入尿液，使尿液呈现茶色或者洗肉水样的颜色。

（2）肉眼血尿。在一些严重的情况下，尿液中的红细胞数量多到肉眼可见，使得尿液呈现红色或深棕色。这种情况通常会引起患者的恐慌，因为他们能直观地看到尿液的颜色变化，这种情况被称为肉眼血尿。

（3）隐性血尿或镜下血尿。红细胞的数量较少时，只能通过显微镜或尿液检查（例如尿液常规检查）发现，这种情况被称为隐性血尿或镜下血尿。然而血尿量的多少并不能准确反映肾脏损伤的程度。

76. 急性肾小球肾炎蛋白尿的表现有哪些

蛋白尿是肾脏过滤功能受损的标志，通常会出现在血尿之后。在健康人体内，肾脏的作用之一是过滤血液中的废物和多余的液体，并通过尿液排出体外。在过滤过程中，肾小球的滤膜能阻止大部分蛋白质（特别是大分子蛋白质）进入尿液。然而，当肾小球出现问题，例如在急性肾小球肾炎时，滤膜可能变得"漏洞频出"，蛋白质进入尿液，这就出现了蛋白尿。

蛋白尿的严重程度可以根据尿液中蛋白质的含量来衡量。轻度蛋白尿通常日尿蛋白质排泄量小于1g，而重度蛋白尿则在3g或以上，急性肾小球肾炎常常伴有重度蛋白尿。尿液中的蛋白质含量超出正常范围，可能导致泡沫尿。这是因为含有蛋白尿的尿液降低了表面张力，使得液体气泡更难破裂，排尿时尿液在冲击作用下会形成持久的泡沫。

需要注意的是，尽管蛋白尿是急性肾小球肾炎的常见症状，但它也可能出现在许多其他的肾脏疾病中，例如慢性肾炎、肾病综合征等。因此，确诊急性肾小球肾炎需要结合其他的临床表现和实验室检查结果。

77. 急性肾小球肾炎患者为什么会水肿

水肿是急性肾小球肾炎的一个常见症状，通常首先在眼睑和脸部出现，患者可能会发现早晨起床时，眼睑和脸部特别是下颌部位肿胀。这是因为当我们平躺时，多余的水分容易在眼睑和脸部聚集。然后，随着疾病的发展，水肿可能会扩散到其他部位，例如手臂、腿部和躯干。在严重的情况下，甚至可能出现全身性的水肿，包括腹腔和胸腔的积液。

　　肾脏的一个重要功能是过滤血液中的废物，同时保留一些重要的物质，如蛋白质。在健康的情况下，肾脏的滤膜可以阻止大分子如蛋白质的流失。然而，在急性肾小球肾炎等肾脏疾病中，肾脏的过滤系统可能会受损，导致蛋白质通过尿液流失。随着蛋白质的流失，血液中的蛋白质含量会下降，引发低蛋白血症。血浆中的蛋白质，尤其是白蛋白，能帮助维持血管内的液体平衡，防止液体从血管流入周围组织。当血液中的蛋白质含量降低时，血液的胶体渗透压也会下降，使得液体更容易从血管流入周围组织，从而引起水肿。

　　此外，由于肾脏不能有效地排除多余的水分和盐分，这也会加剧水肿的症状。所以，急性肾小球肾炎患者出现的水肿是多因素的结果，包括蛋白尿、低蛋白血症以及盐水负荷过多等。

78. 急性肾小球肾炎患者为什么常常伴有高血压

　　高血压是急性肾小球肾炎的一个常见症状。肾脏受到损伤，如患急性肾小球肾炎时，肾脏就不能正常工作了，这就会导致血压升高，这主要是由于以下两个原因。

　　（1）体内的盐分和水分不能正常排泄。因为肾脏的功能受损，它不能有效地将盐分和水分排出体外，这就导致我们体内的水分和盐分过多，血液的量也就相应增加了，自然就会升高血压。

　　（2）肾素 - 血管紧张素 - 醛固酮系统被激活。这个系统在肾脏受损时会被激活，会增加血管紧张素Ⅱ的物质，让血管变窄，从而升高了血压。如果高血压没有得到控制，可能会导致一些其他的症状，如头痛和视觉问题，高血压的头痛通常在清晨最为明显，尤其是早上醒来的时候，严重的时候还可能会感到恶心，甚至有呕吐的感觉。而且，血压过高可能会对患者的视力造成影响，比如出现视物模糊，甚至可能导致视力丧失，因为血压高会对眼睛的血管造成损伤。

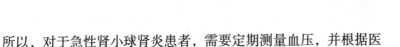

所以，对于急性肾小球肾炎患者，需要定期测量血压，并根据医嘱采取适当的抗高血压治疗，以防高血压带来的并发症。

79. 急性肾小球肾炎患者为什么会尿少

在正常情况下，我们的血液会通过肾脏，肾脏会过滤掉血液中不需要的废物和多余的水分，形成尿液排出体外。而在患有急性肾小球肾炎的情况下，肾脏的这个"过滤系统"受到了损害，不能正常过滤血液了，这会导致尿液中含有的水分和废物减少，从而使得尿量减少。此外，如果炎症严重，可能会导致肾脏内的血液供应减少，进一步降低肾脏的过滤能力，尿量自然就减少了。

80. 急性肾小球肾炎患者为什么会感到疲劳

随着病情的发展，急性肾小球肾炎患者可能会感到疲劳和体弱，这里有几个主要原因。

（1）营养缺乏。由于肾脏功能受损，尿液中丧失了一些有用的物质，如蛋白质，这可能会导致人体缺乏必要的营养，从而引发疲劳感。

（2）贫血。肾脏也负责产生一种名为红细胞生成素的激素，它可以刺激骨髓制造红细胞。当肾脏受损时，可能无法产生足够的这种激素，导致红细胞数量减少，出现贫血。红细胞负责将氧气输送到身体的各个部位，当红细胞数量减少，身体各部位得到的氧气就会减少，这就可能会引发疲劳感。

（3）水和电解质平衡紊乱。肾脏负责调节体内的水和电解质平衡。当肾脏功能不全，可能导致水和电解质（如钾、钠等）的平衡失调，这也可能导致疲劳。

（4）摄入热量不足。通常，急性肾小球肾炎患者还可能因为病情导致食欲不振，摄入的热量减少，也可能导致身体无力和疲乏。

81. 急性肾小球肾炎的病理特点是什么

　　肾穿刺病理检查在急性肾小球肾炎诊断中具有重要地位，若肾小球滤过率进行性下降或病情于 2 个月内尚未见全面好转，应及时行肾活检确诊。肾脏的病理检查是通过肾脏活检，取出病人肾脏的微小组织样本进行显微镜下观察。肾小球是肾脏的功能单元，肾小球病变的病理特征，如肾小球内部的细胞增生、基质产生，以及免疫复合物的沉积等，都可以通过病理检查准确地展现出来，有助于我们确定疾病的性质、严重程度及预后，从而选择最合适的治疗方案。例如，如果病理检查发现肾小球细胞明显增生，那么医生可能会选择使用免疫抑制类药物来抑制细胞过度增生。因此，肾脏活检对急性肾小球肾炎的诊断和治疗至关重要。

　　急性肾小球肾炎是一种主要影响肾脏内部微小血管群（即肾小球）的疾病。病理学上，急性肾小球肾炎的特征就像一场在肾脏内部进行的小型"战争"。首先，这场"战争"的战场就在肾小球内。在急性肾小球肾炎中，光镜下（就是我们通常使用的电子显微镜）可以看到肾小球内的特殊细胞——内皮细胞和系膜细胞开始大量增生。这就好像一个城市里的人口突然大幅度增长，城市的资源和空间就会受到挑战。对于肾小球来说，细胞的过度增生就会对其正常工作产生影响。

　　其次，这场"战争"还带来了大批"士兵"——中性粒细胞。这些细胞是我们免疫系统的一部分，它们的工作就是对抗外来入侵者。在急性肾小球肾炎中，我们会发现大量的中性粒细胞在肾小球内聚集，就像士兵在战场上集结一样。然而，这些"士兵"在战斗中可能会对肾脏自身造成伤害。

最后，这场"战争"还留下了一些明显的痕迹。我们的免疫系统会产生叫作免疫球蛋白 G（IgG）和补体的物质，它们像炮弹一样对抗外来入侵者。在急性肾小球肾炎发病过程中，这些物质会沉积在肾小球的血管壁和系膜区，形成粗颗粒状的结构，就好像战场上留下的炮弹坑。另外，如果我们用电子显微镜查看，还可以看到肾小球上皮细胞下有一种形状像驼峰的大块电子致密物沉积。这些都是急性肾小球肾炎的典型病理变化。

82. 急性肾小球肾炎的西医治疗方法有哪些

急性肾小球肾炎的西医治疗主要有以下几种方法。

（1）卧床休息。当患者急性期表现出明显的血尿、水肿、血压异常、少尿、氮质血症、心力衰竭、明显高血压或头痛等严重症状时，绝对卧床休息是非常必要的。在这些情况下，卧床休息有助于稳定身体的生理状况，为其他医疗干预创造条件；当血尿、水肿和血压逐渐恢复正常时，可以逐步增加活动量，允许患者逐渐重新开始日常活动，以促进身体功能的恢复和提高生活质量。

（2）消除感染灶。如果肾炎由细菌感染引起，找出感染源并进行针对性治疗是关键。例如，针对特定细菌的抗生素治疗，以及处理患者可能存在的牙周病或扁桃体炎等感染灶。

（3）利尿剂的应用。在治疗急性肾小球肾炎的过程中，医生可能会使用利尿剂来减轻水肿。同时，利尿剂还可以通过促进钠的排泄来改善高血压，从而减缓肾脏的进一步损伤。

（4）降血压。对于高血压患者，特别是伴有急性肾小球肾炎的，血压的控制至关重要。高血压会增加肾脏的过滤压力，加速肾脏功能的损伤。ACE（血管紧张素转换酶）抑制剂和 ARB 是常用的降血压药物，能够减缓肾脏的进一步损伤。

（5）预防重症的发生。在治疗过程中，患者可能会出现血液中尿素氮和肌酐升高、代谢性酸中毒、高钾血症等严重症状。必要时，医生可能会采用血液透析或腹膜透析来支持肾脏功能。这种情况下，及时的干预和治疗可以挽救患者的生命。

（6）营养支持。对于急性肾小球肾炎患者，合理的饮食和营养也是非常重要的。低盐、低蛋白饮食有助于控制水肿和高血压。有需要的情况下，医生或营养师会给出个体化的饮食建议。

急性肾小球肾炎是一种需要综合治疗的疾病。患者和医生需要共同努力，遵循上述治疗原则，适当的休息、消除感染灶、药物干预、血压控制和营养支持都是整体治疗方案的重要组成部分。与医生保持沟通，跟踪病情的进展，积极参与个体化治疗方案的制订，是确保最佳治疗效果的关键。

83. 中医如何治疗急性肾小球肾炎

急性肾小球肾炎是一种涉及肾脏滤过单位肾小球的炎症性疾病。其临床表现可能包括蛋白尿、血尿、水肿等。虽然现代医学在此方面有许多治疗方案，但中医也为治疗急性肾小球肾炎提供了全面和个性化的方法。寻找有经验的中医医师进行个体化评估和治疗，与现代医学结合，是治疗急性肾小球肾炎的有效方法。以下是中医治疗急性肾小球肾炎的主要方法。

（1）整体调理。在中医理论体系下，人体被视为一个完整的、相互关联的系统。与现代医学常常关注疾病的病理过程不同，中医强调人体内的平衡和整体健康。因此，当面对急性肾小球肾炎这样的疾病时，中医的治疗方案并不仅局限于治疗肾脏本身的问题，而是从整体角度来调整人体，以恢复身体的自然平衡和健康。通过中药、针灸、推拿、药膳、心理调整和生活方式的全面干预，中医努力达到人体的平衡与和谐，使患者从根本上恢复健康。

（2）个性化和辨证治疗。中医治疗非常强调个体差异和疾病的特定原因。通过观察舌象、脉象等，医师会诊断出患者特定的证型，如风水泛滥、湿热内盛、阴虚湿热、肾阳不足等。这个"证型"是中医诊断的基础，也是制订个体化治疗方案的依据。

（3）生活方式调整。合理的饮食、适量的运动和良好的休息习惯可以促进身体的恢复，有助于疾病的治疗和预防。

（4）心理因素。中医认为心理健康与身体健康密切相关。冥想、深呼吸等方法有助于患者平复因疾病带来的焦虑情绪，有助于促进心理平衡，从而对疾病产生有益的结果。

84. 缓解急性肾小球肾炎水肿症状的食物有哪些

肾脏的一个重要功能是调节体内水分和电解质的平衡。当肾脏受到炎症的影响时，这个平衡可能会被打破，导致体内水分排泄减少，从而产生水肿。水肿可能会出现在脸部、脚部、腰部等地方。可选择具有利尿作用的食物，如西瓜、冬瓜、薏苡仁等以促进水分的排泄，减轻水肿。

薏苡仁

性质：清淡、微寒。

功效：具有良好的利尿和消肿作用，对肾脏炎症引起的水肿有一定缓解作用。

食用方法：磨成粉末泡水饮用，或者与大枣、百合一同炖粥食用。

注意事项：薏苡仁性质较凉，体质虚寒的人应少食。

冬瓜

性质：清淡、寒凉。

功效：能够促进水分排泄，有助于消除水肿。

食用方法：与排骨、虫草花等食材一同炖汤食用。

注意事项：有些人可能对冬瓜过敏，开始时可少量尝试。

西瓜

性质：清凉、甘甜。

功效：具有很好的利尿作用，有助于排泄多余的水分。

食用方法：作为水果直接食用或制作成西瓜汁饮用。

注意事项：适量食用，特别是在夏季；冷体质的人要少食。

85. 缓解急性肾小球肾炎水肿症状的食疗方有哪些

加味鲫鱼汤

材料：新鲜白鲫鱼一条（250~300g）、黄芪 30g、玉米须 30g、赤小豆 30g。

做法：白鲫鱼洗净，去鳞和内脏；赤小豆先用水泡涨，煮到差不多熟了的时候放进鲫鱼和其他药材；慢煮到烂熟，不用加调料；早晚空腹的时候吃鱼喝汤，隔一天做一次，连着吃半个月。

功效：补充体力，增强肾脏功能，减轻水肿。白鲫鱼不仅能给你提供日常所需的蛋白质，还有助于消肿。玉米须和赤小豆都有助于去除身体多余的水分，黄芪能帮助健脾益气、减少蛋白尿。

冬瓜薏仁排骨汤

材料：冬瓜 300g、薏苡仁 50g、排骨 200g、姜片若干。

做法：排骨焯水去除杂质，捞出备用；冬瓜去皮去籽切块，薏苡仁提前浸泡 1h。锅内放适量清水，放入排骨、姜片、冬瓜和薏苡仁；大火煮沸后撇去浮沫，改至小火慢炖 1h 左右；调味后即可食用。

功效：有助于促进水分排泄，消除水肿，适合水肿明显的人食用。

大枣薏仁百合粥

材料：薏苡仁 60g、百合 30g、大枣 10 枚、大米或小米 100g。

做法：薏苡仁、百合分别提前浸泡 1h；大枣去核，大米或小米洗净；将所有材料放入电饭煲或炖锅中，加入适量清水；选择煮粥功能或小火慢煮 1.5~2h，调味后即可食用。

功效：既有利尿消肿的效果，又能滋阴养血，适合有疲劳、口干等症状的人食用。

冬瓜粥

材料：新鲜连皮冬瓜 80~100g，或冬瓜子 10~15g（鲜品加倍），粳米适量。

做法：先将冬瓜洗净，切成小块，放入适量粳米一同煮成稀粥，随意服食；或用冬瓜子煎水，去渣后同米煮粥。

功效：冬瓜的性味甘淡，性凉且无毒。其皮、子、瓤均具有利水清热的作用，其中皮的利水作用尤为明显。这款粥不仅具有利水消肿的效用，还能散热、健胃、益脾。冬瓜的种子，经过炒研处理后，更能益气醒脾。作为急性肾炎的食疗方，冬瓜粥有显著的利水消肿作用。一般而言，以 10~15 天为 1 个疗程，每天分早晚服食，是合适的治疗方法。需要注意的是，此粥不宜放盐，以免影响疗效。

86. 改善急性肾小球肾炎高血压的食物有哪些

肾小球肾炎可能导致肾脏对血压调节的功能受损，从而引发高血压。可以选择低盐、低脂的饮食，同时选择芹菜、黄瓜、海带等具有降血压作用的食物。

芹菜

功效：有助于降血压、利尿、促进消化。

食用方法：凉拌、烹炒、做汤等。

注意事项：孕妇应避免过量食用，因为芹菜可能引起子宫收缩。

黄瓜

功效：有助于降血压、消暑利尿、清热解毒。

食用方法：凉拌、沙拉、做汤等。

注意事项：黄瓜含水量高，过量食用可能导致腹泻，应适量食用。

海带

功效：有助于降血压、软化血管、排除体内多余的盐分、促进新陈代谢。

食用方法：凉拌、烹炒、做汤和粥品等。

注意事项：海带含碘较多，甲状腺功能亢进者应避免食用；其也含有较多盐分，应注意先行清水浸泡。

87. 改善急性肾小球肾炎高血压的食疗方有哪些

芹菜黄瓜凉拌菜

材料：芹菜 3 根、黄瓜 1 根，醋和香油各适量。

做法：芹菜、黄瓜清洗干净，切成细丝；混合醋和香油，与芹菜、黄瓜丝拌匀。盖好，冷藏 30min 后食用。

功效：芹菜和黄瓜都具有降血压的效果，通过凉拌的方式，不仅保留了食物的营养，还增加了口感的清爽度，适合高血压患者食用。

海带木耳汤

材料：海带 50g、黑木耳 30g、豆腐 1 块、鸡肉 100g，姜、葱和盐各适量。

做法：海带、黑木耳提前浸泡软，洗净，切段；豆腐切块，鸡肉切片；锅内加水，放入海带、黑木耳、豆腐、鸡肉、姜、葱，大火煮沸后改小火炖 1h；加入适量盐调味，食用前撤去姜、葱。

功效：海带含有丰富的碘元素，木耳有助于降低胆固醇，豆腐则为低脂食品，鸡肉提供优质蛋白，整体有助于降低血压。

88. 增强急性肾小球肾炎患者免疫力的食物有哪些

急性肾小球肾炎可能与自身免疫有关，增强免疫系统功能是改善此病状况的重要方面之一。适当的食疗方案可以辅助增强免疫力，黄芪、西洋参和枸杞子也是被广泛认可的用于提高免疫力的中药材，同时还可以食用富含维生素 C、锌的食物，如柑橘、猕猴桃、南瓜子等，以增强免疫系统。肾小球肾炎的患者可以参考食用。

黄芪

功效：能够提高免疫力，益气固表，抗氧化，增强体质。

食用方法：炖汤、泡茶或作为炒菜的配料。

注意事项：用量不宜过大，有湿热体质的人应慎食。

西洋参

功效：能增强免疫功能，提高抗病能力，补益元气。

食用方法：泡茶、炖汤或制作保健酒。

注意事项：用量要适中，体质偏热的人要慎用。

枸杞子

功效：有助于增强免疫力，滋肝肾，明目。

食用方法：泡茶、炖汤或直接食用。

注意事项：用量不宜过大，体质偏湿或有炎症时要慎用。

89. 增强急性肾小球肾炎患者免疫力的食疗方有哪些

黄芪枸杞鸡汤

材料：黄芪 30g、枸杞子 15g、鸡腿 2 个、生姜 3 片、盐适量。

做法：鸡腿洗净切块，黄芪、枸杞子用清水浸泡 15min；鸡腿用沸水焯水去除血水；将鸡腿、黄芪、枸杞子、生姜一同放入炖锅；加足量清水，小火炖煮 2~3h；加盐调味即可。

功效：增强免疫力，滋补身体。

西洋参柑橘茶

材料：西洋参 5g、新鲜柑橘 2 个、蜜糖适量。

做法：西洋参切片，用沸水泡发，取汁备用；柑橘剥皮，取出果肉；将西洋参汁、柑橘果肉放入锅中，小火煮 10min；加入适量蜜糖调味，搅拌均匀，过滤后即可饮用。

功效：提高免疫力，润肺降火。

90. 改善急性肾小球肾炎患者消化功能的食疗方有哪些

急性肾小球肾炎患者可能会出现消化系统功能下降，这可能表现为消化不良、食欲不振等。由于肾脏与全身的代谢紧密相关，所以消化系统的健康对肾脏的康复也至关重要。可选择易消化、营养丰富的食物，如山药、白扁豆、莲子、麦芽粥等。但患者在采取食疗措施时，最好能在医师或营养师的指导下进行，以确保食疗方案与整体治疗计划相协调。

麦芽山药粥

材料：麦芽 30g、山药 100g、大米或小米 100g、糖适量。

做法：麦芽用温水浸泡，用纱布包好；山药削皮切片；大米淘洗干净；锅中加入适量清水，放入麦芽、山药和大米；用中火煮沸后，改用小火煮成粥，糖适量调味；趁热食用。

功效：健脾和胃，促进消化，适合消化不良和食欲不振的人食用。

莲子白扁豆猪骨汤

材料：莲子 30g、白扁豆 50g、猪骨 300g、姜适量。

做法：莲子、白扁豆提前浸泡，洗净；猪骨洗净，用开水焯一下去除血水。锅中加入足量清水，放入莲子、白扁豆、猪骨、姜片；用中火煮沸后撇去浮沫，改用小火炖煮 2h 左右；加盐调味后趁热食用。

功效：补益脾胃，养心安神，助消化，适合消化不良的人群。

91. 急性肾小球肾炎患者如何随诊复查

对于曾经患过急性肾小球肾炎的患者来说，定期复查是很重要的一环，以便及时发现任何可能的健康问题，并尽早治疗。复查的频率取决于病情和医生的建议，但一般来说，可能需要每几个月或每半年进行一次。以下是一些在定期体检时应检查的项目。

（1）尿常规检查。这是评估肾功能的一种基本方法。尿常规检查可以检测尿液中的蛋白质含量和尿液中的红细胞含量，这两种情况都可能是肾脏功能的指标。同时，尿常规检查也反映尿液中的白细胞和细菌，以便发现任何可能的感染。

（2）血液检查。血液检查可以评估肾功能并检测任何可能的异常，主要关注肌酐和尿素氮的水平，这两者都是衡量肾脏清除废物效率的重要指标。补体C3以及血清抗"O"的水平也需要被关注，因为它在急性肾小球肾炎中可能会随着病情的变化而变化，如补体C3的逐步上升也提示病情逐步好转。

（3）血压监测。高血压可能是肾脏疾病的一个信号，也可能对肾脏产生进一步的损害。所以，定期检查血压是非常重要的。

（4）肾脏影像学检查。如果有必要，可能会进行肾脏的影像学检查，如彩超检查，以评估肾脏的大小和形态。

二、慢性肾小球肾炎的防治

92. 什么是慢性肾小球肾炎

慢性肾小球肾炎是一种慢性肾脏疾病，其特征是肾脏中的肾小球发生长期炎症，导致肾小球结构受损和功能丧失。这种症状可能由自身免疫疾病、遗传因素、感染等多种原因引起，早期症状往往不明显，但随着疾病进展，可能出现蛋白尿、血尿、高血压和肾功能逐渐下降等。确诊通常需要通过尿液和血液检查，有时还需肾脏活检以评估肾脏损伤的程度。慢性肾小球肾炎的治疗目的在于减缓病程进展，包括药物治疗和生活方式调整，而在疾病晚期可能需要透析或肾脏移植以维持生命。

93. 为什么说慢性肾小球肾炎是"无声的杀手"

慢性肾小球肾炎被称为"无声的杀手"，这一说法并不夸张，这一称谓的背后，揭示了这种疾病的多种危险和潜在威胁。

（1）隐匿的早期症状。慢性肾小球肾炎的早期症状常常难以察觉或与其他常见疾病相似，如轻度腹胀、疲劳、轻度水肿等。因此，许多患者在早期可能完全没有任何症状，或者忽视了这些非特异性的表现。

（2）慢性渐进性损伤。慢性肾小球肾炎通常进展缓慢，可能在数月甚至数年内逐渐发展。在这个漫长的过程中，肾小球的慢性炎症和纤维化可能逐渐累积，导致肾功能的逐步下降。这种渐进性的损伤在早期可能不明显，但一旦到达一定程度，有时候，疾病可能持续数年甚至数十年，才逐渐显露出严重的病症，如肾衰竭等严重并发症，这时就会对患者的生活质量、工作能力甚至心理健康产生深远的影响。

（3）严重的并发症。未经及时诊断和治疗的慢性肾小球肾炎可能引发一系列严重的并发症：①心脑血管疾病。肾脏在调节血压方面起着关键作用。当肾小球受损时，可能引发血管收缩和体内钠盐排泄减少，从而引起血压升高。长期的高血压，以及与肾功能下降相关的代谢紊乱，可能增加心血管疾病的风险，不仅会对心脏、血管和大脑等器官造成进一步损害，还会增加心脏病和脑卒中（中风）的风险。②肾衰竭。肾小球的持续损伤使肾脏无法有效地过滤血液和排泄废物，可能导致尿毒症和多器官功能衰竭，甚至威胁生命。③水、电解质和酸碱平衡障碍。慢性肾小球肾炎还可能影响肾脏对水、电解质和酸碱平衡的调控能力。这种失调可能导致心律失常、呼吸困难、肌肉抽搐等症状，严重时甚至可能危及生命。

（4）预防和管理的挑战。由于上述的隐匿性和渐进性特点，慢性肾小球肾炎的早期诊断和治疗具有一定挑战。对高风险人群的筛查、健康教育、及时干预和全面管理至关重要。

正确的评估、及时的诊断和全面的治疗是防止慢性肾小球肾炎成为真正"杀手"的关键。健康的生活方式、定期体检和早期干预也是保护肾脏健康的重要手段。

94. 慢性肾小球肾炎都是急性肾小球肾炎引起的吗

肾小球肾炎是一组涉及肾脏的疾病，分为急性和慢性两类。其中，急性肾小球肾炎常常能够得到及时诊断和治疗，而慢性肾小球肾炎则可能由于症状隐匿被忽略而缓慢且隐秘地进展。那么，慢性肾小球肾炎都是急性肾小球肾炎引起的吗？让我们深入探究一下。

尽管慢性肾小球肾炎可能由急性肾小球肾炎发展而来，但这一过程并非绝对。实际上，15%~20% 的慢性肾小球肾炎患者有明确的急性肾小球肾炎病史。这意味着大部分慢性肾小球肾炎的病因可能与急性肾小球肾炎无关。

（1）病因的差异。急性肾小球肾炎常由感染、免疫反应、药物等引发，经过及时治疗通常能控制病情。慢性肾小球肾炎可能由遗传因素、慢性感染、自身免疫疾病、长期高血压等引发。一些慢性肾小球肾炎的病因可能难以追溯并明确。

（2）病程的不同。急性肾小球肾炎通常迅速出现症状，多数病例可完全恢复；慢性肾小球肾炎进展缓慢，可能悄无声息地持续数年，逐渐导致肾功能的丧失。

95. 慢性肾小球肾炎的西医病因是什么

慢性肾小球肾炎是一种复杂的肾脏疾病，表现为蛋白尿、血尿、水肿及高血压等，是肾小球肾炎症状迁延不愈或伴有肾功能减退的原发性肾小球疾病。该疾病的发病机制和病理改变颇为复杂，涉及多种因素。

慢性肾小球肾炎的病因多样化，主要包括以下几个方面。

（1）免疫反应。自身免疫反应可能导致肾脏的损伤。有些患者可能存在自身抗体攻击肾脏组织的情况。

（2）感染因素。一些细菌（如链球菌）和病毒感染可能触发肾小球的炎症反应引起急性肾小球肾炎并迁延至慢性肾小球肾炎。

（3）遗传因素。部分患者的慢性肾小球肾炎可能与遗传有关，某些遗传因素可能增加患病风险。

（4）环境和生活方式因素。长期暴露于某些有毒物质或一些药物的影响，以及不健康的生活习惯，都可能导致肾脏的慢性损伤。

96. 慢性肾小球肾炎的病理特点是什么

慢性肾小球肾炎的病理特点主要有以下特点。

（1）肾小球的基底膜厚度增加。肾小球是肾脏中的一个微小过滤单元，帮助我们的身体过滤血液中的废物。基底膜是肾小球的一部分，可以想象成一个过滤网的网线。当这个"网线"变厚，过滤网的孔洞可能变小，使得血液中的某些物质更难以通过，从而影响肾脏的过滤功能。

（2）内皮细胞和系膜细胞可能增生，导致肾小球的硬化。内皮细胞和系膜细胞是肾小球的组成部分。增生意味着这些细胞数量增多，就像一个过滤网突然长出更多的丝线，使得整个网变得更紧、更硬。硬化的肾小球可能失去一些正常的弹性和功能，进一步影响肾脏的工作效率。

（3）肾小管的萎缩和间质的纤维化。肾小管是肾脏中的一种管道，用于传输被过滤的液体。想象一下家里的水管突然变细或者被一些硬物阻塞，水流就会受到影响。纤维化就是让这些"水管"变得更硬，更难以工作。肾小管的萎缩加上间质的纤维化就可能影响肾脏的过滤和排泄功能。

（4）免疫复合物在肾小球的基底膜上的沉积。免疫复合物是身体免疫系统的一部分，有时它们可能错误地"卡在"肾小球的过滤网上。想象一下，如果一堆小石子卡在滤水网上，水就不能正常流动。这些免疫复合物的沉积可能导致肾脏的炎症和损伤，进一步影响其功能。

（5）血管的改变。肾血管可能发生狭窄和硬化，进一步影响肾脏的血液供应。

97. 慢性肾小球肾炎的发病机制是什么

慢性肾小球肾炎的发病机制主要有以下几个方面。

（1）免疫攻击。免疫系统错误地攻击肾脏组织，导致炎症和损伤。

（2）炎症反应。慢性的炎症反应会促使肾脏组织的纤维化，减少肾脏的功能单位。

（3）代谢紊乱。慢性肾小球肾炎可能与身体内某些代谢物质的紊乱有关，如血压控制失常，水、电解质代谢失调等。

（4）血液循环改变。肾脏血管的改变可能导致肾脏血流减少，进一步影响肾脏功能。

（5）非免疫机制。包括高血流动力学所致肾小球损伤、肾小管间质病变与进行性肾小球损伤、细胞外基质积聚与肾小球损伤等几个方面：①高血流动力学可能导致肾小球内血流量过多，从而造成肾小球的损伤。这种情况可能由高血压、肾小球过滤过多等因素引发，导致肾小球的结构改变，如基底膜增厚、肾小球硬化等，进一步可能导致肾功能减退。②肾小管间质的病变也与肾小球损伤密切相关。这种病变可能源于肾小球疾病引起的蛋白尿、慢性低灌注、氧气供应不足等。这种情况可能促进纤维化的进展，进一步加重肾衰竭。③慢性肾小球肾炎的进展还与细胞外基质的积聚有关。细胞外基质提供了细胞间的结构支持，在炎症反应和修复过程失衡的情况下可能积聚。这种积聚可能导致组织硬化和失去正常功能，最终进一步损伤肾功能。

98. 慢性肾小球肾炎的临床表现和症状有哪些

我们先看一个案例。

李先生，45 岁，发现自己的脚踝肿胀和尿液变浑浊已经有一段时间了。开始时他并未太在意，以为可能是工作劳累造成的疲劳。但随着时间的推移，他开始觉得疲惫不堪，高血压问题也变得越来越严重。在妻子的强烈建议下，李先生去医院进行了全面体检。检查结果显示，他的血压升高，尿液中蛋白含量显著增加，血液化验也发现尿素氮和肌酐水平升高。这些指标让医生高度怀疑慢性肾小球肾炎的可能。

经住院检查，李先生被确诊为慢性肾小球肾炎，医生制订了一套综合治疗方案，包括药物治疗、饮食调整、血压控制等。此外，医生还特别强调了定期随访和检查的重要性，以及积极配合医生治疗的必要性。经过几个月的积极治疗和生活方式的改变，李先生的症状得到了显著改善。脚踝的肿胀减轻，血压也逐渐稳定下来。更重要的是，他的生活质量得到了改善，精神状态也好转了许多。

这是一个典型的慢性肾小球肾炎的案例，是一种常见的肾脏疾病，影响着许多人的健康。这种疾病可能在初期并不易引起注意，但随着时间的推移，可能会引发严重的健康问题，及时诊断和治疗是防止疾病进一步恶化的关键。让我们了解一下慢性肾小球肾炎都有哪些临床表现和症状。

（1）蛋白尿。就像李先生的情况一样，蛋白尿通常是慢性肾小球肾炎的一个早期迹象。正常情况下，肾脏的滤过系统可以阻止大部分蛋白质进入尿液。但是，当肾小球受损时，这些蛋白质就会漏入尿液中。轻微的蛋白尿可能不引起注意，但随着疾病的进展，蛋白尿量可能会显著增加，甚至可能出现泡沫尿。

（2）水肿。肾脏控制着人体液体的平衡。慢性肾小球肾炎可能会干扰这一平衡，导致水分在体内积聚，出现水肿。水肿通常首先出现在眼睑和脚踝周围，随后可能扩展到整个身体，甚至影响内脏器官。

（3）高血压。肾脏在调节血压方面起着关键作用，通过控制体内水、电解质平衡来调节血压。当肾小球受损，这些平衡可能会受到干扰，导致血压升高。高血压不仅是肾脏疾病的结果，还可能加速肾功能的衰退。

（4）尿液变化。慢性肾小球肾炎患者可能会注意到尿液颜色变深、浑浊或泡沫增多。有时，可能还会出现血尿，这通常是由于肾小球滤过膜的破坏造成的。

（5）疲劳和虚弱。肾脏功能下降可能影响身体对营养物质的利用和红细胞的生成。随着贫血的发展，患者可能会感到疲劳和虚弱，缺乏活力和精力。

（6）肾功能损害的实验室标志。血液检查可能会显示尿素氮和肌酐水平升高。尿素氮和肌酐是血液中的废物，通常由肾脏清除。血液中这些物质的增加反映了肾脏清除废物的能力下降。这些化验结果与患者的病症、肾脏功能和潜在的并发症风险有关。

99. 什么是隐匿性肾炎

隐匿性肾炎是慢性肾小球肾炎的一种特殊形式，其主要特点是患者通常没有明显的临床自觉症状，仅通过尿常规检查可发现异常，如尿蛋白阳性、尿潜血阳性等，也有可能只是在我们日常体检或某些偶然的情况下检查尿液发现。

（1）无症状蛋白尿。蛋白尿是指尿液中蛋白质的排放量超过正常值。正常人的尿液中含有的蛋白质量极少，如果超出一定的范围，就可能提示存在某些问题。

蛋白尿的诊断标准：①微量蛋白尿。尿蛋白排泄量在 30~300mg/24h。②临床蛋白尿。尿蛋白排泄量超过 300mg/24h。③微量蛋白尿通常不能通过常规尿检查检测到，需要使用更精确的检测方法。临床蛋白尿则可通过尿常规检测发现。蛋白尿可能是肾脏受损的一个标志，提示的疾病包括肾小球肾炎、肾病综合征等。某些全身性疾病，如糖尿病、高血压也可能导致蛋白尿，有时候剧烈运动、高热量饮食、感冒等也可能引起暂时的蛋白尿。

（2）无症状血尿。血尿是指尿液中有红细胞存在。有时候肉眼可见（呈粉红色或深红色），有时候只能通过显微镜检测到。血尿可以分为肉眼血尿和镜下血尿：①肉眼血尿。尿液颜色明显改变，呈粉红色、红色或茶色。这种肉眼可见的血尿，无需显微镜观察，可能与肾结石、肾脏感染、膀胱癌等疾病有关，某些药物和食物也可能暂时导致尿液呈红色。②镜下血尿。尿液颜色正常，但在显微镜下可以观察到红细胞，每高倍视野下红细胞大于 3 个即可称为镜下血尿，可能与慢性肾脏疾病、泌尿系统感染、肾结石等有关。

无症状血尿，但不伴随其他尿路症状的现象，可能来自泌尿系统的任何部位，从肾脏到尿道。血尿可能是许多不同疾病的表现，包括感染、结石、炎症和肿瘤等，因此准确地确定其原因至关重要。通过超声波、CT 扫描和 MRI 等检查，医生可以直接观察到泌尿系统的结构，寻找到可能的原因。

100. 尿液中的红细胞畸形率有什么诊断意义

尿液中的红细胞畸形率是一个重要的指标，可以用来明确血尿来源。尿液中的红细胞形态可以反映出其通过肾小球滤过系统的情况，可以帮助医生判断血尿的来源。正常情况下，肾小球的滤过膜是不允许红细胞通过的。但当肾小球受到炎症或其他病变的影响时，滤过膜的通透性会增加，红细胞可以通过并进入尿液。这时，由于滤过膜的狭窄和弯曲，通过的红细胞在形状上会发生改变，出现所谓的"畸形红细胞"。通常，如果尿液中红细胞畸形率超过 80%，则认为是肾源性血尿。而如果血尿来自泌尿道或者膀胱等其他地方，由于红细胞在通过过程中不会被挤压变形，所以尿液中的红细胞畸形率通常不会增高。

在实验室进行的尿液检查可以发现红细胞管型，这是红细胞在肾小球通过后，在肾小管形成的一种结构。这是一种强有力的证据，表明血尿来源于肾脏，而不是其他泌尿系统部位（如膀胱或尿道）。

101. 尿液变红就是患了肾脏疾病吗

张女士某天早上醒来后发现自己的尿液呈现出了不寻常的粉红色。她立刻感到恐慌，开始担心自己可能患有肾脏疾病或其他严重的健康问题。事实上，前一天晚上，张女士吃了一份红心火龙果沙拉。火龙果的红色果肉含有天然色素，可能会暂时改变尿液的颜色。当时她并未将这两件事联系在一起。

张女士通过医生的解释，并做了简单的尿液分析后，得知自己的尿液变色是由于食用了红心火龙果。如果尿液变红，我们应该怎么区分是食物影响还是肾脏疾病出现的肉眼血尿呢？

（1）染色尿。染色尿通常是食物、药物或补品中染料在人体内代谢后导致的。例如，某些抗生素、镇痛药等药物以及甜菜、红心火龙果等食物都可能导致尿液变红。色彩可能随食物或药物的种类和数量而变化，通常不伴随其他症状，如果停止摄入相关食物或药物，颜色通常很快恢复正常。

（2）肉眼血尿。肉眼血尿是由于尿液中存在红细胞造成的。这可能是许多潜在健康问题的迹象，例如尿路感染、肾结石、肾炎等，其颜色可能更接近鲜血红色，并伴随疼痛或排尿困难等其他症状，需要医生的诊断和治疗。

102. 原发性慢性肾小球肾炎与哪些疾病有关

原发性慢性肾小球肾炎是指肾小球疾病是唯一或主要的病变，而不是由其他系统性疾病引发的，主要与以下疾病有关。

慢性肾小球轻微病变疾病：主要表现为轻微的蛋白尿，临床表现较轻。

IgA 肾病：这是一种常见的原发性肾小球疾病，以 IgA 免疫球蛋白沉积为特征。

膜性肾病：表现为大量蛋白尿，与免疫复合物沉积有关。

肾小球硬化症：肾小球硬化，导致肾功能减退。

局灶节段性肾小球硬化：局部肾小球损伤和硬化，常常与肾炎相关。

IgM 肾病：以 IgM 免疫球蛋白沉积为特征。

103. 继发性慢性肾小球肾炎与哪些疾病有关

继发性慢性肾小球肾炎是指继发于全身性疾病或其他器官疾病的肾小球病。主要与以下疾病有关。

系统性红斑狼疮肾炎：是一种继发于系统性红斑狼疮的肾炎。

糖尿病肾病：长期糖尿病可引发肾小球硬化，进一步发展为慢性肾小球肾炎。

高血压肾损害：长期高血压可导致肾小球硬化，继发慢性肾小球肾炎。

肾淀粉样变性：是一种蛋白质沉积疾病，可继发肾小球损害。

病毒相关肾小球肾炎：如乙肝病毒所致的肾小球肾炎。

104. 西医如何治疗慢性肾小球肾炎

慢性肾小球肾炎的治疗目标主要是减缓疾病进展，防止并发症，并提高患者的生活质量。下面是西医如何治疗慢性肾小球肾炎的详细方案。

（1）药物治疗。①免疫抑制药物。用于减轻肾小球的炎症和抑制免疫系统的过度反应，如环磷酰胺、雷公藤、皮质类固醇等。②抗高血压药物。控制血压有助于减轻肾脏负担，如 ACE 抑制剂、ARB 等。③利尿剂。有助于减轻水肿和控制血压，如呋塞米。

（2）控制代谢紊乱。①血脂管理。通过药物如他汀类降低胆固醇水平。血脂管理是一个重要的过程，主要目标是维持健康的血脂水平，以降低心脏病和中风的风险。②血糖控制。针对糖尿病患者，使用胰岛素或口服降糖药物，如二甲双胍。③血液透析或腹膜透析。在肾功能严重下降时使用，清除血液中的废物和多余液体。血液透析和腹膜透析是两种常见的透析方式，选择哪种方式取决于患者的健康状况、生活方式等。

（3）饮食管理。①低盐、低蛋白饮食。避免食物中过多的钠和蛋白质。钠和蛋白质都是饮食中的重要组成部分，但是过量的摄入可能对健康产生不利影响。过多的钠可能会导致高血压，而过多的蛋白质可能会加重肾脏的负担。②控制钾和磷。避免高钾和高磷食物，如香蕉、坚果、豆类等。钾和磷是人体必需的矿物质，但是在肾脏功能下降的情况下，过量的钾和磷可能会导致血液中的这两种矿物质水平过高，从而对健康产生不利影响。③减少饱和脂肪和反式脂肪的摄入。饱和脂肪主要存在于动物性食品中，如肉类和乳制品，而反式脂肪主要存在于加工食品中，如煎炸食品和商用烘焙食品。

（4）监控和管理并发症。①定期检查。定期监测血压、血液化验、尿液分析等。定期的健康检查可以帮助医生及时发现和管理潜在的健康问题。②心血管疾病管理。管理心血管疾病的策略包括使用药物如降压药、降脂药和抗血小板药，以及改变生活方式，如增加身体活动、改善饮食和戒烟。

105. 长期服用激素的患者如何用中药调理

许多肾脏疾病朋友因病情需要长期口服激素治疗，但长期口服激素，往往可出现恶心、呕吐、腹胀、潮热、盗汗、失眠、痤疮、水肿、乏力等症状，除了口服制酸保胃药、补钾、补钙等西医对症治疗外，中药在调理激素副作用方面也能发挥很好疗效。

中医认为，激素是一种属于助阳生热之品，为外源性的"纯阳"之药，所以使用激素后，病人就会出现机体阴液亏损的表现，如颧红、咽干、手足心热、失眠亢奋等，另外由于激素的水钠潴留作用又会引起病人手脚肿胀，舌胖，舌边有齿痕，舌苔厚腻等。针对患者应用激素出现的不同反应，使用相应的中药，能大大减轻激素的副作用。全国名老中医严晓华教授在临床诊疗这种状况时有以下经验，如果有这些症状可以在医师指导下选用。

（1）针对长期应用激素出现口干、咽干、五心烦热、盗汗等阴虚火旺症状，可应用知母、黄柏、麦冬、地黄、沙参、玄参、女贞子、旱莲草、龟甲等滋阴降火之品。

（2）针对应用激素后出现的水钠潴留、血液黏稠等，还可以使用茯苓、泽兰、泽泻、益母草、桃仁等活血利水中药。

（3）另外长期应用激素有些患者会出现神经兴奋、烦躁失眠等症状，可以配合中药酸枣仁、夜交藤、琥珀、黄连、磁石等宁心安神中药治疗。

（4）激素还可以诱发和加重胃及十二指肠溃疡，严重者可引起出血，针对素有胃病或有消化道症状表现者，可用中药半夏、佛手、枳壳、豆蔻仁、木香、砂仁、海螵蛸、瓦楞子、白及等辛开苦降、和胃理气，从而起到中和或抑制胃酸、调节胃肠动力、保护胃黏膜、消炎止痛的作用。

（5）更有严重的患者会出现无菌性骨坏死，亦可以在停减激素的基础上加用牛膝、杜仲、续断、川芎、丹参、蜈蚣等补肾活血中药治疗。

（6）另外在激素减量过程中，病人由"热"转"寒"，感到手脚发凉，这时可以适当配伍巴戟天、锁阳、仙茅、人参、黄芪等温阳益气之品。

106. 慢性肾小球肾炎患者如何控盐

慢性肾小球肾炎患者限制盐分摄入是非常重要的，因为盐分可能加重肾脏负担，进一步影响肾脏功能。对于慢性肾小球肾炎患者，通常建议的盐分摄入量是每天不超过 2g 的钠，相当于 5g 食盐。但每个人的情况可能有所不同。当然了解慢性肾小球肾炎患者应限制的盐分摄入量是一回事，但在日常生活中如何操作则更为关键。以下是一些具体的、可在日常生活中执行的步骤。

（1）在购买包装食品时，仔细阅读营养标签，选择低钠或无钠产品；选择新鲜肉类和蔬菜，而不是腌制或加工的食品。

（2）烹饪时减少盐的使用，使用十三香、酱油、醋、柠檬汁等天然风味增强剂，代替盐来调味；减少或消除食谱中的盐分，逐渐减少家庭成员对咸味的依赖。

（3）在餐馆点餐时，要求少盐，让厨师做得淡一点；避免食用高钠的快餐和外卖。

（4）监控和记录盐分摄入量，必要时可以考虑使用食物日记或移动应用程序来跟踪每天的盐分摄入，定期与营养师或医师讨论进展和调整。

（5）培养健康饮食习惯，将咸味小吃换成新鲜水果和蔬菜；避免在餐桌上放盐瓶，以避免在用餐时不自觉地添加额外的盐分。

（6）向家人解释为何需要减少盐分摄入，并共同努力形成健康的饮食习惯；慢性肾小球肾炎患者限制盐分摄入需要一些努力和计划，但对抑制病情发展却是有益的。

107. 中医如何认识慢性肾小球肾炎

慢性肾小球肾炎，是现代医学中一种肾脏疾病的名称。那么，中医是如何看待这一疾病的呢？中医将慢性肾炎视为"虚实相兼"的病证。简单地说，这意味着它既有实证（明显的病理性改变）又有虚证（身体功能的损耗）。在患者体内，不仅气、血、阴、阳可能不足，脾、肾、肝等关键脏腑也可能受损。另外，湿和瘀是两种在大多数患者中常见的病因。其中脾肾气虚和气阴两虚是慢性肾小球肾炎的核心病机。

108. 慢性肾小球肾炎脾肾气虚的证型有哪些表现

脾肾气虚是中医中一种常见的病理现象，特别在慢性肾小球肾炎中表现得尤为明显。它涉及了脾和肾两个主要脏腑的功能失调。脾在中医理论中被视为运化的中心。它主管运化水液和食物精华，转化为人体所需的营养和能量。当脾的功能强健时，人体的消化和水液代谢将正常运行。然而，如果脾功能受损，也就是所谓的"脾虚"，水液代谢就会受到影响，可能导致水湿停滞，甚至产生水肿现象。脾虚还可能导致食欲减退、体力下降、大便溏泄等症状。肾在中医中被视为封藏精气的重要器官，它与生殖、生长、发育、耳聪、骨骼、脑髓、膝腰等功能有密切关系。当肾气不足时，可能会导致精气下泄的现象，体现为多尿、排尿淋漓不尽、腰膝酸软等症状。

脾肾气虚在慢性肾小球肾炎中的表现，正是脾的运化功能和肾的封藏功能的失衡的表现。脾肾亏虚导致精微物质无法正常吸收、固摄，蛋白质从中医角度认为是人体的精华物质，蛋白质的漏出与肾气亏虚、肾脏固摄封藏功能减弱有关，随着精微物质漏出增多，进一步导致了水液代谢的障碍。脾肾亏虚与蛋白尿有一定的关联，当上述的脾肾气虚进一步加剧，气阴两虚的症状就可能出现，尤其是脾虚和肾阴虚这两种症状。这种状态下的患者通常会伴有其他的病证，比如水湿、湿热和瘀血。

109. 慢性肾小球肾炎气阴两虚的证型有哪些表现

气阴两虚描述了体内气和阴液两方面的不足。慢性肾小球肾炎患者常常表现出气阴两虚的特征。气在中医中涉及身体的动力和功能，而阴液与身体的滋养和润泽有关。气虚是指人体内气的不足，表现为乏力、声低言弱、自汗、呼吸急促、脉象虚弱等。气的不足会导致各脏腑的功能减弱，从而引起全身的虚弱。在气阴两虚的背景下，脾气虚尤为常见。脾主运化，气虚会进一步加剧脾的运化功能失调，导致消化不良和水液代谢障碍。阴虚是指身体内阴液的不足，可能表现为五心烦热、口干舌燥、便秘、尿黄、脉象洪大等。阴液的不足会导致身体失去润泽和滋养。肾阴虚是阴虚中的一个特定类型，涉及肾的功能下降。由于肾与生殖、生长、骨骼等功能有关，肾阴虚可能导致腰酸、耳聋、牙齿松动等问题。

110. 慢性肾小球肾炎中医如何辨证施治

慢性肾小球肾炎是一种慢性进行性肾脏疾病，西医治疗主要依靠药物、生活方式调整等手段。与之相辅相成的，中医对慢性肾小球肾炎也有独特的治疗方法，主要体现在调整整体身体平衡，增强身体自身恢复能力。

中医注重个体差异，治疗强调的是"辨证施治"，通过望、闻、问、切等方法，根据每个患者具体的症状、体质、脏腑功能、气血平衡等全面评估，然后进行个体化治疗。慢性肾小球肾炎辨证主要从两个方面进行。

（1）脾肾亏虚型。脾肾亏虚型慢性肾小球肾炎常见于肾脏的慢性损伤和身体整体虚弱的患者。主要症状：腰膝酸软、食欲不振、大便溏泻、面色苍白等。治疗方向：补益脾肾、健运化湿。常用的药物包括黄芪、党参、山药、白术、茯苓、熟地黄、黄精、枸杞子、车前子、覆盆子等。饮食建议：选择温补肾脏，健脾益气的食物，如猪肾、山药、大枣等。

（2）气阴两虚型。气阴两虚型是指肾脏的阳气不足同时伴随着阴液不足的情况。主要症状：口干咽燥、自汗、潮热、小便短赤、腰膝酸软等。治疗方向：既要补气健脾，也要滋阴养肾。常用的药物有人参、黄芪、熟地黄、生地黄、五味子、黄精等。饮食建议：需要选择能够补气又能润燥的食物，如百合、梨汁、银耳等。

除了脾肾亏虚和气阴两虚这两种常见的证型外，慢性肾小球肾炎在临床治疗过程中还可能涉及湿热、瘀血、水湿停滞等更复杂的证型，需要治疗过程中医生灵活辨证论治。

111. 慢性肾小球肾炎患者如何进行食疗

在中医理论中，食疗是一种通过食物来平衡人体的阴阳、五行、脏腑功能等方面的治疗手段。食疗在改善慢性肾小球肾炎方面的作用主要体现在对肾脏功能的保护、体内水分代谢的调节、免疫功能的增强以及脾胃的调理等方面。通过合理的饮食安排，可以更好地辅助药物治疗，减缓病情进展，提高患者的生活质量。以下是食疗在改善慢性肾小球肾炎方面的具体应用。

（1）调整蛋白质摄入。慢性肾小球肾炎患者的肾脏已经受损，因此需要控制蛋白质摄入，以减轻肾脏的过滤负担。食疗中可以选择一些低蛋白但高质量的食物，如豆腐、牛奶等。

（2）利尿消肿。慢性肾小球肾炎可能会导致水分代谢紊乱，产生水肿现象。食疗中可以选择具有利尿作用的食物，如西瓜、冬瓜等，帮助体内多余水分排出。

（3）滋养肾脏。肾为先天之本，是人体精气的根本。通过食疗，选用一些能够滋养肾脏的食物，如黑豆、枸杞、山药等，有助于增强肾脏功能，促进康复。

（4）强化免疫功能。慢性肾小球肾炎患者的免疫功能可能较弱，需要通过食疗增强免疫力。选用具有养血益气、强壮身体的食物，如大枣、人参、黄芪等。

（5）调理脾胃。脾胃是后天之本，与肾脏相互影响。食疗中还需要注意脾胃的调理，选择易消化、温和的食物，避免油腻、辛辣等刺激性食物。

（6）避免不利食物。慢性肾小球肾炎患者需要避免某些可能加重肾脏负担的食物，如高盐、高脂肪、高蛋白等食物。

112. 如何用针灸治疗慢性肾小球肾炎

针灸是中医传统治疗方式之一，可以通过刺激特定的穴位来调和气血、平衡阴阳、促进新陈代谢，从而改善身体健康状况。针对慢性肾小球肾炎，以下是一些具体的穴位。

太溪

位置：在踝区，内踝尖与跟腱之间的凹陷处。

功效：补肾、益精、健脾胃，具有强健肾脏、调节水分代谢的作用。

三阴交

位置：在小腿内侧，胫骨内侧后缘，内踝尖上 3 寸处。

功效：调和脾肾，促进气血运行，对肾脏具有良好的滋养效果。

肾俞

位置：在腰部，第 2 腰椎棘突下，后正中线旁开约 1.5 寸的地方。

功效：补肾益精、强腰健脊。

113. 如何用推拿治疗慢性肾小球肾炎

腰肾部推拿

位置：以肾俞穴为中心的腰部两侧。

方法：用掌根或拇指按压腰部两侧，由下往上推动，重复数次。

功效：可以强健肾脏，促进肾腰部血液循环。

足底推拿

位置：涌泉穴。在足底，屈足卷趾时足心最凹陷中。

方法：用拇指按压和揉搓涌泉穴，重复数次，也可以使用特定的足底按摩工具。

功效：涌泉穴与肾经相通，有助于缓解肾脏疲劳和促进肾部健康。可以用来增强肾脏功能、改善睡眠质量、减轻压力等。

114. 咽炎会加重慢性肾小球肾炎吗

慢性肾小球肾炎患者可能经常感到担忧，特别是当身体出现其他不适时，如慢性咽炎。很多人可能都有这样的疑问：咽炎是否会对肾小球肾炎产生影响，甚至使其加重呢？

慢性肾小球肾炎是由各种原发性肾小球疾病迁延发展而来。当身体受凉感冒，患扁桃体炎或咽炎，过度劳累，应激状态或药物损害后，其临床症状可能突然出现，肾功能也可能急剧减退。这些因素可能诱发免疫系统反应，进一步引发肾脏的炎症反应，从而导致肾炎症状的加重。因此，咽炎确实可能对慢性肾炎产生一定的影响。

肾炎患者应该积极治疗咽炎，选用对肾脏影响小的抗生素。同时，还可以采取以下措施。

（1）保持良好的生活习惯。通过适当的体育锻炼，如散步、打太极拳、做广播体操等，可以增强体质，提高抗病能力。良好的生活习惯还包括保持规律的作息时间、合理的饮食结构和充足的睡眠。

（2）注意气候变化。随时增添衣物，避免受凉。寒冷的气候可能会导致咽部受凉，加重咽炎症状。因此，要根据气温的变化适时增减衣物，避免受凉。

（3）服用对症的中成药。中成药中的一些成分具有抗炎、抗菌、抗病毒的作用，如玉屏风散，可以提高机体的免疫功能。

115. 慢性肾小球肾炎会影响男性性功能吗

慢性肾小球肾炎是一种常见的肾脏疾病，可能会导致肾功能逐渐受损。那么，它是否会影响男性性功能呢？答案是肯定的。

（1）内分泌失调。肾脏是体内重要的内分泌器官，与许多激素的平衡有关，包括性激素。慢性肾小球肾炎可能会干扰这些激素的平衡，从而降低性欲，影响勃起功能和生育能力。

（2）影响神经系统。肾功能下降可能会引起体内毒素累积，这些毒素可能会损害神经系统。由于神经系统与性功能密切关联，所以可能会出现性功能障碍。

（3）造成心理压力。患有慢性疾病的压力和焦虑可能会降低性欲，进一步影响性功能。持续的心理压力可能成为慢性肾小球肾炎患者性功能下降的重要因素。

（4）药物治疗的副作用。治疗慢性肾小球肾炎的某些药物可能对男性性功能有不利影响，这可能包括降低性欲和影响勃起能力。

（5）血管和循环问题。肾炎可能与血管硬化和其他循环问题有关，这些问题可能会影响阴茎的血液充盈，从而影响勃起。

在中医理论中，肾主藏精，开窍于耳，通于二阴，肾脏不仅与尿液的分泌有关，还与男性的生殖系统和性功能密切相关。肾藏精，精生髓，涵盖了男性的生殖能力和生命活力。慢性肾小球肾炎可导致肾精亏虚，从而引发多种身体功能的衰退。在男性身上，这可能直接表现为性欲减退、勃起功能障碍等性功能障碍。中医也强调人体的身心合一，慢性肾小球肾炎患者可能出现情志郁结，影响肝的疏泄功能，从而进一步影响肾的功能，间接影响性功能。

116. 患慢性肾小球肾炎的女性可否生育

对于女性慢性肾小球肾炎（本问答下简称"慢性肾炎"）患者而言，生育是一个复杂的问题。尽管医学技术不断进步，但对于慢性肾炎的治疗，迄今还没有根治办法。对于想要成为母亲的慢性肾炎患者，是否能够承担生育的负荷呢？这个问题涉及母体健康、胎儿发育、遗传倾向等多个方面，让我们来一同了解下。

（1）孕妇健康方面的考虑。慢性肾炎的女性大多数能安全度过怀孕和分娩过程，但也存在一些风险。如果慢性肾炎病变正处于活动期，尿液中有大量红细胞或蛋白质，或肾功能有明显损害、血压偏高、血浆白蛋白降低或水肿，或者长期使用糖皮质激素治疗，那么怀孕可能对孕妇的健康造成负面影响，甚至有发生意外的可能，因此暂不怀孕为好。

（2）胎儿的生长和发育问题。母体慢性肾炎的病情与胎儿的生长和发育有着密切关系。慢性肾炎导致的流产、早产发生率明显增多，新生儿体重不足，甚至畸形儿的发生率也较高。病情重的母体对胎儿影响大，病情轻则影响小，虽然从优生角度看，慢性肾炎妇女不生育为宜，但多数妇女还是能够顺利分娩出健康的下一代的。

（3）肾炎的遗传问题。关于肾炎的遗传问题还存在分歧。虽然有家庭倾向，但不确定会遗传。从优生角度看，这可能被视为不宜生育的因素，但情况并非绝对。

（4）注意事项。慢性肾炎妇女，妊娠可能会诱使肾炎再度活动，选择生育的慢性肾炎患者应多了解保健知识，定期检查尿液、肾功能，测量血压，并注意防止受凉、受湿和过度疲劳。饮食方面应清淡、营养均衡，避免饮酒和食用辛辣刺激食品。通过适当的医疗保障和自我保健，许多女性慢性肾炎患者还是能够成功怀孕和生育健康宝宝的。

117. 慢性肾小球肾炎患者为什么会消化不好

慢性肾小球肾炎患者随着肾功能的下降，体内水电解质代谢紊乱、代谢产物潴留可造成多器官受累，胃肠道症状为慢性肾脏病（CKD）患者常见并发症，且贯穿于整个病程，主要表现为纳呆、恶心呕吐、反酸、嗳气、腹胀、便秘等，严重影响病情预后，降低患者生存质量。

那慢性肾小球肾炎为什么会并发胃肠道症状呢？从中医角度来看，中医认为"肾为先天之本，脾为后天之本"。二者不仅生理上互为滋养，相辅相成，在病理上也同样互为因果。肾脏病日久，脏腑功能衰退，水液代谢失司，湿毒浊瘀内蕴，阻碍气机升降，脾气不升，失于健运，故见纳呆、腹胀；胃浊不降，上逆于膈，故见恶心、干呕、反酸；气水壅滞，大肠传导失司，故见便秘；反之，脾胃功能衰退，脾虚无力运化，气血生化乏源，无力滋养先天，又因脾胃功能失调，更使药物难达病所，肾脏损伤亦更加重。

慢性肾小球肾炎并发胃肠道症状，初期主要以脾肾气虚为主，表现为轻度周身乏力、腰酸膝软、面色萎黄少华、食欲欠佳、食后腹胀、恶心、夜尿频多。随着肾脏功能衰退，湿浊血瘀等代谢产物蓄积，气虚及阳，故见周身乏力更甚、腰酸膝软、畏寒肢冷、纳呆、恶心呕吐、肢体浮肿、小便短少、大便溏泻为主的脾肾阳虚之象。病情持续进展，正气日益虚损，邪实日益炽盛，最终阴阳离决，病情危笃。

因此慢性肾脏病并发胃肠道症状，以脾肾两虚为本，湿浊血瘀上逆于胃为标，本虚标实，临床中药治疗以"补肾健脾、活血化瘀、通腑泄浊、和胃降逆"为法，方药上常配伍黄芪、白术、党参、太子参、茯苓、薏米、芡实、莲子等健脾药，亦可根据症状配伍紫苏、半夏、佩兰、竹茹、砂仁、木香、枳壳等和胃药。

118. 慢性肾小球肾炎患者适用的中药材有哪些

慢性肾小球肾炎患者可以通过食疗的方法滋养肾脏，促进肾脏功能的恢复。很多生活中常用的药食两用补肾中药材可供选用。

枸杞

功效：补肝肾，益精血。

食用方法：可以与大枣、龙眼干一同泡茶饮用，或加入汤品中。除了枸杞果实，枸杞叶也具有滋肝补肾、明目养颜的作用。可以用来泡茶或炒食。

山药

功效：补肾益肺，增强免疫力。

食用方法：做成山药粥或山药炖鸡。

覆盆子

功效：补肾固精，益肝和胃。

食用方法：泡茶或做果酱。

熟地黄

功效：滋阴补肾。

食用方法：与枸杞、山药等搭配炖汤。

核桃

功效：补肾壮腰，润肠通便。对于肾虚引起的腰痛、腿软、遗精等症有一定疗效。

食用方法：直接食用或炖汤。

芡实

功效：益肾固精，健脾止泻。

食用方法：炖鸡或煮粥食用。

黄精

功效：益气补脾，滋阴润肺；常用于气阴两虚之证。

食用方法：与枸杞、山药等炖汤。

莲子

功效：益肾气，固精涩，养心安神。

食用方法：煮粥或炖汤。

鹿茸

功效：补肾壮阳，滋补强身。

食用方法：炖汤或磨粉冲服。

虫草花

功效：益肺肾，润燥止咳。

食用方法：与瘦肉一同炖汤。

119. 慢性肾小球肾炎患者饮食上需要注意什么

慢性肾小球肾炎患者应避免食用过多的动物内脏、贝壳类海鲜等含高嘌呤的食物，以免加重肾脏负担；减少食用含盐高的食物，如咸菜、腌制食品等，防止水肿；避免过食油腻、辛辣、刺激性食物，以免加重肾脏负担。

慢性肾小球肾炎患者还应注意饮食习惯的调整，注意饮食的均衡，避免偏食。同时，还要注意饮食的温度，避免食用过冷过热的食物。此外，也要注意进食的规律，避免暴饮暴食。

慢性肾小球肾炎患者的食疗方案可以多样化，结合患者的体质和喜好，选择适合的食物。食疗不仅仅局限于药膳或特殊食品，平日的饮食习惯也同样重要。在专业医生或营养师的指导下，患者可以通过食疗的方法来辅助药物治疗，实现身体各方面的和谐与平衡。这样的综合治疗方法更能体现中医的人文关怀和整体观念，使患者在康复的过程中享受到食物带来的愉悦与滋养。

120. 慢性肾小球肾炎患者如何避免肾损害因素

慢性肾小球肾炎是一种慢性进展的肾脏疾病，可能导致肾功能丧失。了解并采取适当的预防和管理措施至关重要，以减缓疾病的进展并保护肾功能。以下是一些避免和防治肾损害的策略。

（1）预防上呼吸道感染。患者应尽量避免上呼吸道感染，因为感染可能加重肾脏的炎症反应。可以通过以下方式来预防：经常洗手和使用洗手液；在流感季节接种流感疫苗；避免接触有感冒症状的人。

（2）避免使用肾毒性药物。肾毒性药物可能对肾脏造成更大的损伤，因此应谨慎使用或完全避免。以下是一些常见的肾毒性药物：①氨基糖苷类抗生素。这些抗生素主要用于治疗严重的感染，但可导致肾毒性。包括庆大霉素、链霉素、阿米卡星等。②磺胺类药物。磺胺类药物主要用于抗感染治疗，但在一些人体内可能对肾脏造成损害。包括磺胺嘧啶、磺胺甲噁唑、磺胺吡啶等。③非甾体抗炎药。这些药物通常用于缓解疼痛和炎症，但长期使用可能对肾脏有害。包括布洛芬、萘普生、吲哚美辛等。④造影剂。这些物质用于 X 线和其他影像学检查，以增强图像的清晰度，但可能对肾脏造成暂时性或永久性损伤。包括碘海醇、碘酮醇等。

（3）及时治疗相关疾病。患有慢性肾小球肾炎的人可能还存在其他健康问题，如高血压、高脂血症、高血糖和高尿酸等。这些状况都可能加重肾脏损伤，因此必须及时治疗。

（4）饮食控制。①低盐饮食。减少盐的摄入有助于控制血压，从而减轻肾脏负担。②控制蛋白质摄入。适当减少蛋白质摄入可以降低肾脏的过滤负担。③避免高钾、高磷食物，钾和磷的过量可能对肾脏有害。

（5）生活方式的调整。①戒烟限酒。吸烟和过量饮酒可能加速肾脏损伤。②适当运动。适量的体育活动有助于身体健康。③减轻体重。体重过重可能加重肾脏负担，合理减重有助于肾脏健康。

121. 为什么慢性肾小球肾炎患者需要低蛋白饮食

慢性肾小球肾炎是一种复杂的肾脏疾病，通常需要精心设计的饮食计划来管理。尤其是低蛋白饮食，被认为是这类患者的重要治疗措施之一。这里我们来说说低蛋白饮食的重要性。

（1）肾脏的功能与蛋白质。肾脏的主要功能之一是过滤血液中的废物和多余的液体，并将它们转化为尿液排出体外。蛋白质在身体内是至关重要的，但是其消化产物氨和尿素需要肾脏代谢排出体外。对于患有肾脏问题的人来说，过多的蛋白质摄入可能会增加肾脏的负担。

（2）低蛋白饮食对慢性肾小球肾炎的作用。低蛋白饮食可降低氮负荷、控制尿素和肌酐水平、减缓肾功能损伤。①降低氮负荷。氮负荷是血液中氮化合物的数量，主要来自蛋白质的代谢产物。氮负荷过重会增加肾脏过滤和排泄的需求，这对已经损伤的肾脏是一项沉重的负担。通过减少蛋白质摄入，慢性肾小球肾炎患者可以降低肾脏的氮负荷，从而减轻肾脏的过滤和排泄任务。氮负荷过重可能导致一系列并发症，如恶心、呕吐和食欲减退等，低蛋白饮食可以帮助避免这些问题。②控制尿素和肌酐水平。尿素和肌酐是血液中的废物，主要由肾脏排出。它们的水平通常用作肾功能的标志物。由于蛋白质分解产生尿素和肌酐，降低蛋白质摄入可以减少这些废物的生成。对于肾功能受损的患者，减少这些废物的生成有助于预防它们在血液中聚积，从而可能减轻与肾脏疾病有关的一些症状。③减缓肾功能损伤。低蛋白饮食还可能有助于减缓肾功能的损伤。通过减轻肾脏的工作负担，低蛋白饮食可能有助于保护肾脏，延缓肾功能的衰竭。一些研究表明，长期坚持低蛋白饮食可能有助于延缓肾脏疾病的进展，尽管这可能需要个体化的饮食计划和仔细监控。

122. 慢性肾小球肾炎患者如何进行低蛋白饮食

让我们深入了解如何实施低蛋白饮食，并为患有慢性肾小球肾炎的患者提供一个一日三餐的低蛋白饮食计划方案。

（1）选择高质量的蛋白质源。高质量的蛋白质源含有必需氨基酸，并且更容易被身体吸收。一些好的选择包括鱼类、蛋、豆腐和低脂奶制品等。

（2）限制总体摄入量。总体的蛋白质摄入量应限制在个人需求的范围内。一个典型的低蛋白饮食计划为蛋白质每天 0.6~0.8g/kg。

具体餐饮计划举例如下。

西餐计划一

早餐

两片全麦面包（约 60g 每片）：蛋白质 8g；

一杯酸奶（约 200g）：蛋白质 10g；

水果沙拉（约 150g）：蛋白质 1g。

午餐

150g 烤鸡胸肉：蛋白质 43g；

250mL 蔬菜汤：蛋白质 2g。

晚餐

150g 蒸鳕鱼：蛋白质 30g；

100g 蒸蔬菜：蛋白质 2g。

总计：96g 蛋白质。

西餐计划二

早餐

50g 燕麦粥：蛋白质 2g；

30g 杏仁：蛋白质 6g；

一根香蕉（约 120g）：蛋白质 1g。

午餐

150g 烤火鸡沙拉：蛋白质 35g；

250mL 西红柿汤：蛋白质 2g。

晚餐

150g 烤三文鱼：蛋白质 34g；

100g 西兰花和胡萝卜：蛋白质 3g。

总计：83g 蛋白质。

中餐计划一

早餐

250mL 豆浆：蛋白质 8g；

一个豆沙包（约 40g）：蛋白质 2g；

一个橙子（约 130g）：蛋白质 1g。

午餐

150g 红烧鲈鱼：蛋白质 25g；

100g 炒通心菜：蛋白质 2g；

150g 米饭：蛋白质 3g。

晚餐

100g 豆腐炒青菜：蛋白质 8g；

200g 紫薯粥：蛋白质 2g。

总计：51g 蛋白质。

中餐计划二

早餐

250mL 小米粥：蛋白质 3g；

一个馒头（约 60g）：蛋白质 2g；

一个苹果（约 150g）：蛋白质 0.3g。

午餐

150g 清蒸鳕鱼：蛋白质 30g；

100g 炒花菜：蛋白质 2.5g；

150g 糙米饭：蛋白质 3g。

晚餐

100g 黑木耳炖鸡：蛋白质 15g；

100g 炒苋菜：蛋白质 2.2g。

总计：58g 蛋白质。

123. 慢性肾小球肾炎患者限制蛋白质摄入时需要注意什么

尽管低蛋白饮食在慢性肾小球肾炎的治疗中可能有益，但并非所有患者都适合此饮食，每个患者还应该根据自身的饮食习惯，适当控制蛋白质进行饮食搭配才更为合适。但不恰当的饮食控制可能会带来一系列问题，过度限制蛋白质可能导致营养不良。在限制蛋白质摄入的同时还需注意以下几个方面。

（1）个体化的需求。每个患者的蛋白质需求可能会有所不同。年龄、体重、肾功能状态和活动水平都可能影响一个人的蛋白质需求。因此，简单地遵循一般的低蛋白饮食建议可能不适合每个人。

（2）高质量蛋白质的选择。在慢性肾小球肾炎的饮食治疗中，高质量蛋白质的选择确实非常重要。在植物蛋白和动物蛋白之间选择时，有一些关键因素需要考虑：①动物蛋白。动物蛋白通常具有高生物价值，包含了人体所需的所有必需氨基酸。例如，鸡肉、鱼肉和牛奶等。但一些动物蛋白可能含有较高的饱和脂肪和胆固醇，可能对心血管健康不利。此外，过多的动物蛋白摄入可能会增加肾脏的过滤负担。②植物蛋白。植物蛋白通常含有较低的饱和脂肪和胆固醇，并且可能包括有益的纤维和抗氧化物质。一些研究表明，植物蛋白可能对肾脏更为温和。但许多植物蛋白可能缺乏一个或多个必需氨基酸，因此被视为不完全蛋白质。因此，可能需要更精心的饮食计划，以确保获得所有必需氨基酸。选择植物蛋白还是动物蛋白并没有一成不变的答案。这可能取决于个人的营养需求、健康目标、饮食习惯和口味偏好。

（3）营养均衡的重要性。仅仅关注蛋白质摄入可能会忽略其他重要营养素，如维生素和矿物质。合理的饮食计划应确保全面的营养支持。

（4）避免营养不良。过度限制蛋白质摄入可能会导致肌肉消耗和其他健康问题，慢性肾脏疾病患者尤其容易营养不良。

124. 慢性肾小球肾炎患者可以吃蛋白粉吗

随着健康意识的提高和营养补品市场的蓬勃发展，蛋白粉已成为许多人提高免疫力和身体健康的选择之一。然而，对于某些特殊人群，如慢性肾小球肾炎患者，不加选择地使用蛋白粉可能导致严重后果。以下是一则真实案例。

张先生，一位 50 岁的慢性肾小球肾炎患者，近年来一直注意饮食和药物控制病情。然而，受到身边朋友和广告的影响，他开始考虑通过补充蛋白粉来提高自己的免疫力。

未经医生和营养师的建议，张先生购买了一款热销的蛋白粉，并按照产品推荐的食用量进行了补充。刚开始几周，他并未感觉到任何不适。然而，几个月后，张先生开始出现水肿和疲劳的症状。经过一系列的检查，医生发现他的肾功能有了明显的下降。进一步询问饮食后，医生认为蛋白粉可能是病情恶化的原因之一。

蛋白粉对慢性肾炎患者的影响如下。

（1）增加肾脏的过滤负担。健康人的肾脏可以有效地过滤和排泄额外的蛋白质。然而，慢性肾炎患者的肾功能已经受损。蛋白粉中的高含量蛋白质如果过量摄入，可能会使已经受损的肾脏工作得更艰难，增加其过滤负担。

（2）可能导致肾功能进一步恶化。正常蛋白质摄入是保持健康所必需的。然而，慢性肾小球肾炎患者的肾脏已经受损，无法有效处理额外的蛋白质。过量的蛋白质摄入会导致肾脏对血液中废物和多余液体的处理能力进一步下降，可能导致肾功能进一步恶化。

（3）可能引发其他健康问题。过量蛋白质摄入可能还会引起身体其他方面的问题。例如，它可能导致体内的钙流失，增加骨质疏松的风险；也可能影响身体的酸碱平衡，影响其他器官的功能。

张先生的案例提醒我们，蛋白粉并非适合所有人，即使是看似无害的营养补品，也可能在特定情况下带来不良影响，患有慢性肾炎等慢性疾病的人群应特别小心。患者应注意保持均衡饮食，遵循医生和营养师的建议，寻求整体、个体化的营养方案，而不是简单地追求高蛋白。

125. 慢性肾小球肾炎患者如何过冬

冬季是肾脏病复发加重的季节，那么，如何才能防止疾病的来袭，降低肾脏病在冬天复发的概率呢？以下有 5 个建议。

（1）预防感冒。冬季是感冒的多发季节。患者抵抗力低，易患感冒，导致肾功能进一步恶化，因此患者要做好自身防护，及时增减衣物，锻炼身体，作息规律，避免去人群拥挤的公共场所。有轻微不适的人，可以多喝热水、姜汤控制病情，若无法控制建议尽快就医，在医师指导下用药，切忌盲目用药，滥用抗生素。

（2）补充维生素。多吃新鲜水果和蔬菜，如西红柿、黄瓜、萝卜、各种绿叶蔬菜、新鲜大枣、西瓜、柑橘、猕猴桃。

（3）控制血压。正常情况下，冬日血压比夏日高，高血压会加重肾损害，患者冬季应注意血压变化，定期检测，在医生指导下应用降压药。

（4）饮食禁忌。冬天大家都喜欢吃火锅，喝热汤。肾脏疾病患者切忌进食过多肉类、肉汤，加重肾脏负担，营养过剩是很多患者需要注意的。肉汤尤其是火锅汤中一般含有较多钾、磷、钠、嘌呤等，痛风、高血压、高血脂等肾脏疾病患者尽量少喝或不喝。此外限酒，不要吃刺激性食品和对肾脏有害的药物；血尿酸高者不要吃动物内脏、鱼虾蟹蚌、菇类、豆类、菠菜等。

（5）饮食调护。中医认为本病多因脾肾亏损加之感受外邪，以致机体气化失司，水湿停聚，泛溢肌肤，日久或湿郁化热，或湿瘀互结。除了药物治疗，食补也很重要。肾阳虚者可以吃韭菜、肉桂、狗肉、羊肉等，肾阴虚者可以吃枸杞子、桑椹、木耳、银耳等，膀胱湿热者可以吃马齿苋、绿豆、赤小豆等，脾肾两虚者可以喝黄芪山药粥，水肿者可以喝薏苡仁粥或黄芪冬瓜汤等。

126. 慢性肾小球肾炎患者可以服用西洋参吗

慢性肾小球肾炎是一种常见的肾脏疾病，涉及肾小球的长期炎症和损伤。其中，蛋白尿是一项主要的临床指标。严晓华教授长期在临床中使用西洋参来控制慢性肾小球肾炎患者的蛋白尿，取得了很好的

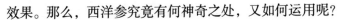

效果。那么，西洋参究竟有何神奇之处，又如何运用呢？

西洋参是一种在亚洲和北美广泛使用的草药，其性平，味甘苦，有益气补虚、健脾养胃、抗疲劳、抗衰老、提高免疫力等多方面的功效。

西洋参如何改善慢性肾小球肾炎呢？主要通过以下几个方面。

（1）抗氧化作用。西洋参含有丰富的人参皂苷，这些化合物具有抗氧化作用，能够保护肾小球细胞免受自由基的侵害，从而减缓肾脏的损伤进程。

（2）抗炎作用。肾小球的炎症反应可能导致肾功能的进一步下降。西洋参可以通过抑制某些炎症因子的活性，减轻肾脏的炎症损伤，进而改善蛋白尿。

（3）改善肾脏血流。西洋参可以改善肾脏的血流动力学，增加肾脏的血流量，有助于保护和改善肾脏功能。

（4）免疫调节作用。慢性肾小球肾炎的发病机制与免疫系统有关。西洋参可能通过调节免疫系统，改善慢性肾小球肾炎的病程。

虽然西洋参在慢性肾小球肾炎的治疗中表现出一定的效果，但并不是每个患者都适合使用。此外，西洋参的剂量和使用时间也应该在专业人士的指导下进行。过量或不适当的使用都可能导致副作用或不必要的并发症。总的来说，西洋参的适当使用可以作为慢性肾小球肾炎综合治疗方案的一部分，为患者提供更多的治疗选择。

127. 慢性肾小球肾炎患者如何选择运动方式

慢性肾小球肾炎患者在选择运动方式时，应考虑到肾脏的功能状态、个人体质、年龄等因素。适当的运动可以增强身体素质，提高免疫力，有助于疾病的康复和防治。慢性肾小球肾炎患者的运动选择应以低至中等强度的有氧运动为主，避免剧烈和过度的锻炼，过度或不适当的运动可能会加重肾脏的负担。以下是一些对慢性肾小球肾炎患者来说可能合适的运动方式和注意事项，以供参考。

运动方式

散步：轻松的散步是大多数人都能从中受益的运动形式，有助于提高心肺功能和加速血液循环。

太极拳：太极拳动作缓慢、柔和，对肾脏的压力较小，有助于身心的放松和平衡。

少林八段锦：少林八段锦的柔韧性训练和呼吸控制有助于减轻压力，改善全身的血液循环，但需要避免高强度和高难度的体位。

游泳：游泳可以锻炼全身，减轻关节压力，但应避免过于激烈的速游和长时间的游泳。

骑自行车：可以选择在平坦的路面上骑自行车，避免剧烈的爬坡或竞速。

呼吸练习：如深呼吸、慢呼吸等，有助于改善肺功能和促进身体的自我调整。

注意事项

避免高强度运动：过于激烈的运动可能会增加肾脏的负担，应避免。

进行个体化选择：因人而异，根据个人的身体情况和医生的建议选择适当的运动。

注意保暖和防寒：肾脏对寒冷较为敏感，运动时应穿着适当，注意保暖。

保持水分平衡：运动过程中适当补充水分，但避免大量饮水。

监测身体反应：运动时要密切注意身体的任何不适反应，如出现不适，应立即停止运动并就医。

128. 对慢性肾小球肾炎患者有康复作用的"丹田呼吸" 是什么

丹田呼吸，又称为逆腹式呼吸，是传统运动少林八段锦的呼吸方法。少林八段锦作为一套传统的气功锻炼方法，以其全身运动、调息合一的特点，对身体的多个方面都有益处。丹田呼吸，作为少林八段锦中的重要呼吸方式，在调养肾气方面发挥了不小的作用，它对于慢性肾小球肾炎患者来说，更有其特殊的康复意义。

丹田位于人体下腹部，大约在脐下两三指宽的位置下方。丹田呼吸即是使呼吸的重心下移到腹部，通过腹部的收缩和放松来驱动气流，而不是仅依赖胸部的起伏。

丹田呼吸通过不断训练可以起到固守肾气的作用，主要有以下几个方面的作用。

（1）促进气血流通。深入腹部的呼吸能够帮助增强下焦的气血流通，据中医理论，肾属下焦，这样可以更好地滋养肾脏，增强其功能。

（2）平稳肾气。慢且深的腹式呼吸有助于调和气机，使肾气更为稳定，从而有助于减轻肾小球的损伤。

（3）减轻压力，平息心火。深呼吸可以使身心放松，降低应激水平。过度的情绪波动，特别是焦虑和急躁，会伤肾，导致心火下犯肾水。

129. 丹田呼吸怎么做

坐在安静、舒适的地方，可以选择椅子或地上，确保背部挺直；深入吸气时，将小腹向内收，想象整个盆腔像一个球一样向内收缩，同时胸部不要过度扩张；呼气时慢慢地释放，让小腹自然向外扩张，想象整个盆腔像一个球一样向外扩张；重复此过程，每次呼吸均要尽量放缓和深入。

可以每天练习 1~2 次，每次 5~10min。逐渐增加到每天 2~3 次，每次 15~20min。

呼吸的深度：以平和、深长的呼吸为主，不要急促。

呼吸的速度：可以按照每分钟 6~8 次的频率练习，吸气和呼气的时间相等。

暂留呼吸：在吸气后，可以稍微暂留 2~3s，再呼出。这个"暂留"可以帮助意识集中到丹田上。

丹田呼吸是一个简单但有效的方法，它有助于慢性肾小球肾炎患者固守肾气，减轻肾脏负担，提高整体健康。除了对肾脏的益处，逆腹式呼吸还能够帮助我们达到身心的和谐，是一个值得每个健康人都尝试的健康习惯。

130.少林八段锦"双手攀足固肾腰"有什么养生功效

少林八段锦中"双手攀足固肾腰"这一动作有如下养生功效。

（1）调理膀胱经、肾经、督脉、任脉。过前屈后伸可刺激脊柱、督脉以及命门、阳关、委中等穴，有助于防治泌尿生殖系统的慢性病，达到固肾壮腰的作用。通过脊柱大幅度的前屈后伸，有效锻炼了躯干脊柱肌群的力量与伸展性，同时对腰部的肾、肾上腺、输尿管等器官有良好的牵拉、按摩作用。

（2）有助于增强下肢血液循环，排除体内多余水分和毒素，消除水肿。

那么，练习少林八段锦双手攀足固肾腰需要注意什么呢？①练习频率。每天 1 次，每次 20~100 下。②渐进原则。初学者可先做到自己的舒适强度，分组练习，每组 10~20 次，逐渐增加强度。③避免强力拉伸。此动作不适合强力拉伸，以免造成伤害。

131. 如何练习少林八段锦以促进慢性肾小球肾炎的康复

少林八段锦是一套传统运动养生功法，可以起到拉伸筋骨、流通气血的作用，其中的"双手攀足固肾腰"的动作对肾脏和腰部有很好的保健效果，慢性肾小球肾炎的患者可以参考练习。

动作一：自然站立，两臂伸直上举至头顶，掌心向前，目视前方。

动作二：两臂外旋，掌心相对，屈肘，两掌下按于胸前，指尖相对，目视前方。

动作三：继续两臂外旋，掌心向上，两掌沿腋下向后插，目视前方。

动作四：两掌心向内，沿脊柱两侧向下摩运至臀部，随后上体前俯，两掌继续沿腿后向下摩运，经脚两侧置于脚面，抬头，目视前方。

动作五：两掌沿地面前伸，用手臂举起上体立起，两臂伸直上举，掌心向前，目视前方。

上述动作可循环反复练习。

三、急性肾衰竭的防治

132. 什么是急性肾衰竭

急性肾衰竭的主要症状包括肾小球滤过率下降、排泄功能异常和尿量减少，可能由肾小球、肾小管或肾血管的急性功能障碍引起。急性肾衰竭的病因可能与药物、感染、疾病等多种因素有关。针对急性肾衰竭的治疗通常需要针对病因治疗，必要时及时进行血液透析或血液灌流等，以减轻肾脏负担，避免疾病进展。

133. 急性肾衰竭的肾前性因素有哪些

急性肾衰竭的肾前性原因主要有以下几个方面。

（1）缺血。肾脏就像一台需要大量燃料运行的机器，如果血液流量下降，肾脏得不到足够的氧气和营养，就像机器缺乏燃料一样，将无法正常运作。严重的缺血可能导致肾脏受损，从而引起急性肾衰竭。

（2）低血压。血压是推动血液流动的力量，就像水管中的水压一样。如果血压太低，血液就无法有效地流向肾脏。心力衰竭、脱水、过量使用促排尿的药物（利尿剂）或重大外伤都可能导致血压下降。低血压可能使肾脏得不到足够的血液，从而影响其功能。

（3）血管堵塞。血管堵塞就像交通堵塞一样，阻碍了血液流向肾脏的通道。这可能是由血栓（血液凝固）或动脉粥样硬化（血管壁僵硬和狭窄）引起的。血管堵塞会阻止血液顺畅流向肾脏，从而可能导致急性肾衰竭。

134. 急性肾衰竭的肾实质性因素有哪些

肾实质性因素直接影响肾脏本身的结构和功能，就像机器的内部零件出现问题一样，可能导致整个系统的故障。以下是一些急性肾衰竭主要的肾实质性原因。

（1）肾小球炎症。例如急性肾小球肾炎。肾小球是肾脏的滤过单位，可以将血液中的废物和多余的液体过滤出来。如果肾小球发炎，就像过滤器被堵塞一样，将无法正常工作。急性肾小球肾炎是一种免疫系统错误攻击肾脏的疾病，可能导致肾小球受损，进而引发急性肾衰竭。

（2）急性肾小管坏死。某些药物、毒素或重金属暴露。肾小管是肾脏中用来运输尿液的细长通道。某些药物、毒素或重金属可能像腐蚀剂一样，损伤这些肾小管，导致急性肾小管坏死。这就好比管道破裂，无法正常传输液体，可能引发急性肾衰竭。

135. 急性肾衰竭的肾后性因素有哪些

肾后性急性肾衰竭与排尿过程中的障碍有关。你可以将它想象成一个管道系统，如果管道的出口被堵塞，水就不能顺利流出。同样，如果尿液排出系统中的某个环节受阻，肾脏就不能正常工作。以下是一些常见的原因。

（1）前列腺肿大。前列腺是男性泌尿系统的一部分，位于膀胱出口附近。如果前列腺肿大，可能会压迫尿道，使尿液排放变得困难，就像水管里的阀门被堵塞一样。

（2）膀胱肿瘤或结石。如果膀胱内部有肿瘤或结石，可能会阻碍尿液的流动，导致尿液回流到肾脏。这就好比下水道中的障碍物会影响水流顺畅一样。

（3）尿道结石或其他尿路阻塞。尿道中的结石或其他尿路阻塞也可能妨碍尿液的排出。这些障碍就像是堵在水管中的杂物，让水无法流过，从而堆积在肾脏，引起急性肾衰竭。

急性肾衰竭是一种临床紧急情况，需要迅速诊断和治疗。了解可能的原因有助于早期识别和管理风险因素。及时识别和处理这些问题是防止永久性肾脏损伤和患者死亡的关键。

136. 如何及时发现急性肾衰竭

门诊曾遇到一位 63 岁的男性患者，近期出现了少尿的症状，每天排尿量显著减少，甚至一天只有一两次。就诊门诊时发现患者血压下降，进一步做了一个肾功能检测，发现他的肾功能迅速下降，医生告诉他可能肾脏有问题了，并迅速将他转诊到医院。经过进一步检查，被诊断为急性肾衰竭。

急性肾衰竭是一种肾脏突然丧失清除体内多余液体、电解质和废物的能力的情况，这是一种严重的病情，常常需要急诊治疗。

那么患者如何及时发现急性肾衰竭呢？

（1）注意尿量的改变。一般成年人每天的尿量在1500mL~2000mL。如果尿量明显减少，甚至一整天只排尿一两次，这可能是急性肾衰竭的早期迹象。

（2）观察尿液的外观。尿液的颜色、浑浊度和气味的改变也是肾功能受损的信号，例如，尿液颜色深或浑浊就可能是一个警示信号。

（3）注意身体其他症状。急性肾衰竭可能伴随其他症状，如乏力、头晕、恶心、水肿等。当肾脏无法排出多余的液体时，可能导致脚踝、腿部和眼睑周围的水肿。如果发现这些症状的同时伴有少尿现象，应尽快就医。

（4）监测血压。这个病例中患者的血压下降也是急性肾衰竭的迹象之一。如果有条件，定期监测血压也可以作为自我观察的一种手段。

137. 引发急性肾衰竭的药物因素有哪些

急性肾衰竭是一种医疗紧急情况，可能在几小时或几天内迅速发展。了解可能引起急性肾衰竭的常见原因有助于提高警惕性，及时采取预防措施。药物引起的肾损伤是一个复杂且严重的问题，尤其是在缺乏适当监测和药物滥用的情况下。以下是可能导致急性肾衰竭的药物类别。

（1）抗生素。某些抗生素，如氨基糖苷类（庆大霉素、链霉素等）具有明显的肾毒性。这些药物在治疗严重感染时可能非常有效，但长期或大剂量使用可能损伤肾小管细胞，导致急性肾衰竭。

（2）化疗药物。化疗药物如顺铂具有肾毒性，可能引起肾小管坏死。这种肾小管损伤可能导致肾小管的功能减退，影响尿液的浓缩和稀释，进而影响排泄废物和维持体内水、电解质平衡的能力。为了减轻这些副作用，患者在接受化疗期间可能需要进行水化治疗，即通过增加饮水量或静脉输入液体来维持良好的水分平衡，促进药物代谢和排泄。此外，患者的肾功能也需要密切监测，包括定期检测尿液的产量、肌酐和尿素氮等指标，以及定期进行肾功能评估。

（3）非处方止痛药。非处方止痛药，如非甾体抗炎药，例如布洛芬、阿司匹林，可能在长期或大剂量使用后对肾脏造成损害。非甾体抗炎药可能降低肾小球滤过率，降低肾脏血流量，最终可能导致肾功能下降。

（4）造影剂。某些用于放射学检查的碘化造影剂可能对肾脏有毒，尤其是存在其他肾脏疾病风险因素的患者。

（5）中药和补品。尽管许多中药和补品在合理使用时可能具有治疗效果，但滥用或错误使用却可能带来严重的健康危害，常常引发急性肾衰竭。

138. 为什么急性肾衰竭患者要避免严重感染

严重的感染，特别是败血症，是急性肾损伤的一个常见原因。败血症是一种全身性炎症反应综合征，通常由严重的感染引起，尤其是细菌感染。在败血症中，感染可以迅速扩散到全身，导致组织器官损伤，包括肾脏。败血症导致血管扩张和微循环障碍，从而使肾脏的血流灌注减少。肾脏需要充足的血流来过滤血液和排出废物，血流的降低可能导致肾脏功能下降。同时败血症引发的全身性炎症反应会释放大量的炎症因子，如白细胞素和肿瘤坏死因子。这些炎症因子会直接损伤肾脏的肾小管细胞，从而引发急性肾损伤。

139. 心脏疾病也会引发急性肾衰竭吗

心脏功能不良可能导致流向肾脏的血液减少，使肾脏缺乏血液和氧气，增加急性肾损伤（AKI）的风险。在一些心脏疾病中，如心力衰竭，心输出量可能显著减少。心输出量是心脏每分钟泵出的血液量。肾脏依赖充足的血液流量来过滤血液和排出废物，血流的减少可能导致肾脏功能下降。心律失常可能导致心脏的泵血功能不稳定，从而降低肾脏的血流。某些严重的心律失常，如心房颤动，可能更容易引起心输出量的不稳定。冠状动脉粥样硬化性心脏病（冠心病）可能导致心肌供血不足，从而影响心脏的泵血功能。急性心肌梗死（心脏的血流完全阻断）可能会迅速减少心输出量，从而急剧降低肾脏的血流，发生急性肾衰竭。

140. 尿路阻塞是如何引发急性肾衰竭的

尿路阻塞可见于多种疾病，其中前列腺肿大、膀胱肿瘤以及尿道结石或肾结石是引发此问题的主要原因。尿路阻塞会导致尿液排出受阻，如果不及时处理，可能引发急性肾衰竭，其机制涉及多个生理过程。

首先，前列腺肿大是男性尿路阻塞的一种常见原因。随着前列腺增大，其可能会压迫尿道，阻碍尿液的正常排出。这种情况使得患者排尿困难，如果未经及时治疗，可能导致尿液在尿道内潴留，增加了尿液反流肾脏的风险。

其次，膀胱肿瘤是一种潜在的恶性疾病，它会堵塞膀胱的出口，阻止尿液正常排出。膀胱肿瘤的存在可能导致患者尿意频繁、排尿困难等症状。如果不及时治疗，这种尿路阻塞不仅会使尿液反流到肾脏，还可能使肾功能逐渐受损，最终引发急性肾衰竭。

最后，尿道结石或肾结石也是常见的尿路阻塞的原因。结石的存在可能导致尿道或输尿管阻塞，使尿液无法正常排出。当结石嵌顿在尿道或输尿管中时，不仅会引起剧烈的疼痛，还可能导致尿液反流到肾脏，对肾功能产生不良影响。此外，结石可能携带细菌进入尿路，引发感染，加重尿路阻塞。

　　总体而言，尿路阻塞会通过多个途径引发急性肾衰竭。除了直接影响尿液排出外，尿液反流到肾脏会使肾脏受到更多的压力，加速肾功能的恶化。因此，对于有尿路阻塞的患者，早期的诊断和积极的治疗是至关重要的，以避免进一步损害肾功能。

141. 自身免疫性疾病是如何引发急性肾衰竭的

　　自身免疫性疾病对肾脏的影响主要通过引发肾脏炎症来增加急性肾衰竭的风险。其中，红斑狼疮等自身免疫疾病是典型的代表。这些疾病通常涉及免疫系统异常攻击自身组织，包括肾脏。以下是自身免疫性疾病引发急性肾衰竭的主要机制。

　　（1）免疫系统攻击肾脏组织。在自身免疫性疾病中，免疫系统误将自身组织识别为外来入侵物质，将导致免疫反应。在红斑狼疮等疾病中，免疫系统可能攻击肾小球，引起肾小球炎症。这种免疫介导的炎症会损伤肾小球的滤过功能，导致蛋白质和红细胞等正常应该被滤过的物质滞留在血液中，进而引发急性肾衰竭。

　　（2）免疫复合物沉积。自身免疫性疾病可能导致免疫复合物的产生，这些复合物在肾小球等部位沉积，引发炎症反应。免疫复合物的沉积会引起血管炎症，损伤肾小球和其他肾脏结构，影响正常的肾脏功能。

　　（3）自身抗体引发炎症。自身免疫性疾病患者体内可能产生异常多的自身抗体，这些抗体会攻击肾脏细胞，引发炎症反应。这种炎症反应会破坏肾小管、肾小球等组织结构，影响尿液的形成和排出，最终导致急性肾衰竭。

142. 为什么大量出汗未及时补水会引发急性肾损伤

人们常说"十滴汗，一滴血；十滴血，一滴精"，体现了"汗液"对人体的重要性。但你知道吗？大量出汗而未及时补充水分，可能会引发急性肾损伤。这样的情况往往被许多人忽视而延误治疗。

肾脏是人体的"过滤器"，负责将有毒、有害、多余的物质过滤排出体外。一旦肾脏发生急性损伤，排毒系统就可能崩溃，导致一系列的健康问题。正常情况下，血液经过肾动脉灌输到肾脏，保证了足够的血液供应，进行有效的排毒、排水。但如果大量出汗而未及时补水，血液容量减少，肾脏的血液供应也会减少，导致肾脏无法将废物排出体外，容易出现急性肾损伤。

脱水的早期症状是口渴，严重时会出现无尿、少尿，24 小时尿量小于 400mL 甚至 100mL。此外，还可能伴有胸闷、气短、头晕恶心、呕吐等。这时应立即就医，以免造成不可逆的肾损伤。

对于运动员、农民、军人、建筑工人、消防队员等高危人群，补水显得尤为重要。他们的全天饮水量要大大多于普通人，还要考虑补充电解质，如通过喝淡盐水来及时补充流失的电解质。

大量出汗后及时补水是保护肾脏健康的关键。不仅要注意饮水量，还要注意饮水的质量和方式，如适当补充盐分。特别是在高温、干燥等特殊环境下工作的人群，更要注意合理饮水。但是，慢性肾衰竭患者并不适合大量饮水。过多的水分可能会导致水肿、血压升高，甚至危及生命。这类患者应在医生的指导下适量饮水。

143. 过量饮酒与饮用功能饮料会伤害肾脏吗

近日，一位 45 岁的陈先生因长期大量饮酒导致代谢性脑病、急性肾衰竭和中毒性心肌炎，整整昏睡了 4 天。这引发了一个值得深思的问题：过量饮酒和饮用功能饮料的风险究竟有多大？

（1）饮酒所致的健康危机。经医院检查发现，陈先生因长期大量饮酒，许多检验指标异常，出现少尿和血尿，诊断为酒精中毒、代谢性脑病、急性肾衰竭、中毒性心肌炎。经过紧急治疗，他的病情才逐渐稳定。大量饮酒可导致血尿酸显著增高，形成尿酸性结石，使肾脏受损。同时，大量饮酒还可引发机体横纹肌溶解，释放的内毒素对肾脏和心脏产生毒性反应，甚至可能引发肾衰竭。

（2）含锗饮料的潜在危险。早在 20 多年前，含锗饮料在日本等亚洲一些地区曾风行一时。然而，随后也陆续出现因服用含锗饮料后发生急性肾衰竭的报道。研究表明，长期服用含锗饮料存在潜在危险性，一些欧洲国家已禁止在饮料中使用锗制剂。

（3）有些功能饮料中含有咖啡因等成分，在过度劳累的情况下大量饮用可能会攻击人体，造成脏器功能损伤，甚至可能致死。疲劳感实际上是人体自身防御的一部分。用外界因素消除疲劳感有很多潜在危险性。所以过度疲劳的情况下，单纯依靠功能饮料来"提神"是不可取的。

144. 什么叫医院获得性急性肾衰竭

王女士，50 多岁，在 10 年前曾因患风湿免疫性疾病而长期服用泼尼松，一年后因右肾多发性结石和感染行右肾切除。近一年来，她因高血压一直接受贝那普利治疗。此次发病前 7 天，王女士在某医院接受了一系列治疗，其中包括中药煎剂口服、双氯芬酸口服等。检查后发现左肾代偿性增大，排除尿路结石，诊断为左孤独肾并急性肾衰竭。在医院治疗的过程中突然感到腰痛、恶心、呕吐，并连续 3 天无尿。历经复杂的治疗过程，她被诊断为急性肾衰竭，但经过紧急血液透析和对症治疗后痊愈。

那么，究竟是什么原因导致了她的肾衰竭呢？我们分析认为，王女士得的是医院获得性急性肾衰竭。医院获得性急性肾衰竭是一种由医疗干预（如药物、造影、手术等）所致的肾功能短期内进行性下降的医源性疾病。发生率为 2%~5%，甚至有高达 14.5% 的报道。它的原因多样，主要包括以下几类。

（1）有效血容量不足。绝对血容量不足，一般由大手术、失血、呕吐、腹泻等引起；相对血容量不足，一般由败血症、严重血管神经性水肿、严重心衰、休克等引起。

（2）肾毒素的毒性作用。外源性毒素，例如氨基糖苷类抗生素、顺铂、一些中药等对肾小管的直接毒性作用；内源性毒素，例如酒精中毒、血型不合的输血等。

（3）肾血管调节功能失常。例如血管紧张素转换酶抑制剂、非甾体抗炎药等引发的肾血管调节功能异常。

（4）药物性急性间质性肾炎。由抗生素引起者占 2/3，其中以 β-内酰胺类抗生素及非甾体抗炎药最为常见。

王女士的案例揭示了一个重要事实：即使在医院治疗，肾脏健康也可能受到威胁。对于肾功能减退、糖尿病、高血压病、严重心脏病等患者住院治疗时，用药要特别小心，严格掌握用药指征，减少不必要的联合用药，使用有潜在肾毒性的药物时，需密切监测，并及时停用可疑肾毒性药物。

145. 西医如何治疗急性肾衰竭

急性肾衰竭的治疗方法多种多样，根据患者的具体状况和病因可能会有所不同。以下是一些常见的治疗方法。

（1）治疗潜在病因。筛查并处理引起急性肾衰竭的基础病因。例如，如果感染是导致肾衰竭的病因，医生会采取相应的抗生素治疗来控制感染。如果心脏疾病是导致肾衰竭的病因，医生会采取相应的治疗措施来调整心脏功能。此外，医生还会评估患者正在使用的药物，必要时调整或停用可能对肾脏产生负面影响的药物。

（2）液体和电解质管理。液体和电解质管理在急性肾衰竭的治疗中起着重要的作用。根据患者的具体情况，可能需要给予液体或限制液体摄入，电解质平衡的维持，如钾、钠、钙等水平的调整，以确保它们处于正常范围内。

（3）药物治疗。药物治疗也是急性肾衰竭治疗的一部分。医生可能会根据患者的具体情况使用药物来控制血压、维持心脏功能、调整电解质水平等。例如，利尿剂可以帮助排出体内多余的液体，降低血压。碱化剂可以调整体内酸碱平衡，改善肾脏功能。

（4）肾脏替代治疗。在某些肾脏的功能损伤严重的情况下，需要暂时使用透析等替代方法来清除血液中的废物和多余液体。

（5）康复和随访。急性肾衰竭的康复是一个持续的过程。除了上述的治疗方法外，康复阶段还包括营养支持和物理康复。患者需要获得足够的营养，以帮助肾脏功能的恢复，而物理康复可以帮助患者逐渐恢复体力和功能。

146. 急性肾衰竭何时需要血液透析

血液透析是一种通过机器清除血液中废物、盐分和多余液体的过程。它有助于控制血液的 pH 平衡，同时保持重要的电解质如钾和钠在正常范围内。那么急性肾衰竭何时需要血液透析呢？

（1）严重的水液、电解质紊乱。当肾脏无法有效调节体内水和电解质平衡时，可能会导致严重的代谢性酸中毒、高钾血症等，这可能威胁到生命。血液透析可以迅速纠正这些紊乱。

（2）中毒。面对某些药物或食物中毒，肾脏不能有效排出，血液透析通过将患者的血液引入透析机器，机器上的人工滤膜能够模拟肾脏的过滤功能，清除血液中的毒素和多余的液体。

（3）尿毒症。当肾脏功能严重受损时，废物积累在体内，导致尿毒症。这可能表现为恶心、呕吐、精神错乱等症状。血液透析有助于减轻这些症状。

（4）过度的体液积聚。在一些情况下，肾脏可能无法排出多余的体液，导致严重的水肿和心功能受损。血液透析可以有效去除多余水分，缓解症状。

（5）急性肾损伤。在某些急性肾损伤的情况下，肾脏可能暂时失去功能。血液透析可以作为暂时的替代手段，直到肾脏恢复正常功能。急性肾衰竭是一种严重的状况，可能需要紧急干预。

血液透析作为一种有效的治疗手段，在某些情况下可能是救命的关键。然而，决定是否进行透析是一个复杂的过程，涉及多方面的考虑，包括患者的整体健康、病情的严重性和可能的风险，这些都需要医疗团队密切监测患者的状况，并根据患者的具体需要来做出最佳决策。

147. 急性肾衰竭都会发展为慢性肾衰竭吗

不是所有的急性肾衰竭都会发展为慢性肾衰竭。然而，确实存在这样的风险，尤其是以下几种情况。

（1）重度或反复的急性肾衰竭。严重或反复的急性肾衰竭可能会导致肾脏结构的永久性损伤，从而增加转化为慢性肾衰竭的风险。

（2）患者的整体健康状况较差。存在其他健康问题，如高血压、糖尿病等，可能增加急性肾衰竭转化为慢性肾衰竭的风险。

（3）治疗不够及时有效。对急性肾衰竭的及时和适当治疗可能减少慢性肾脏疾病的风险。反之，治疗不当或不及时可能增加慢性肾衰竭的风险。

148. 怎样预防急性肾衰竭发展为慢性肾衰竭

怎样预防急性肾衰竭发展为慢性肾衰竭，我们可以从以下几个方面进行。

（1）及时识别和治疗。急性肾衰竭早期的诊断和治疗非常重要，可以减少肾脏的永久性损伤。医生应该密切关注患者的病史、症状和体征，并进行相关的检查，如血液和尿液检查，以评估肾功能的状况。一旦发现急性肾衰竭的迹象，医生应立即采取措施来治疗潜在的病因，控制病情的进展。

（2）密切监测和跟踪。急性肾衰竭康复后，患者应定期进行肾功能检测，以早期发现可能的慢性肾脏问题。这些检查可以包括血液和尿液检查，以评估肾功能的状况。定期的监测可以帮助医生了解肾脏的恢复情况，并及时采取措施来预防或治疗潜在的慢性肾脏问题。

（3）健康的生活方式。采取健康的生活方式可以帮助预防急性肾衰竭发展为慢性肾衰竭。健康饮食、控制血压和血糖、戒烟等都有助于保护肾脏健康。

149. 老年人发生急性肾衰竭的高危因素有哪些

急性肾衰竭是一种严重的病情变化，老年人群此病发病率较高，可能与以下因素有关。

（1）年龄增长。随着年龄的增长，肾脏可能会经历一些自然的生理变化，导致其功能逐渐下降。肾小球滤过率的减少、肾单位的减少等都可能使老年人更容易发生急性肾衰竭。

（2）健康状况。老年人更有可能有一些慢性健康问题，例如，长期高血压可能损害肾脏血管，从而增加急性肾衰竭的风险；糖尿病可能损害肾脏的过滤系统，同样增加急性肾衰竭的风险。

（3）药物损害。老年人通常需要服用多种药物来管理各种健康问题。某些药物，特别是非处方抗炎药和某些抗生素，可能对肾脏有害。

（4）心血管疾病。老年人的心血管疾病是增加急性肾衰竭风险的关键因素，心力衰竭、动脉粥样硬化等都可能加重这一风险。心脏疾病可能导致肾脏血流减少，使肾脏缺乏血液和氧气，增加急性肾衰竭的风险。预防和管理心血管疾病，是减少急性肾衰竭风险的重要部分。

（5）感染。老年人的免疫系统可能较弱，因此更容易受到严重感染的侵袭，如肺炎或尿路感染，这些都可能导致急性肾衰竭。

（6）脱水。老年人可能不容易感觉到口渴，或者可能因为心脏问题而限制液体摄入，从而容易脱水。脱水是急性肾损伤（AKI）的一个重要风险因素。

（7）医疗相关性损伤。有些老年人可能需要接受手术或某些治疗，如心脏导管术、冠状动脉粥样硬化支架植入术等，这些治疗可能发生医疗相关性损伤，对肾脏造成暂时的压力或损伤。

了解这些风险因素并采取适当的预防措施，例如定期进行肾功能检查、合理用药和保持良好的生活习惯，有助于减少老年人发生急性肾衰竭的风险。

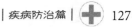

150. 中医如何看待急性肾衰竭

急性肾衰竭是一种严重的疾病，如果不及时治疗，可能对肾脏造成永久性损伤，中医也对这一疾病有自己独特的见解和治疗方法。中医将急性肾衰竭的原因归纳为以下几个原因。

肾虚：肾是先天之本，与生殖、生长发育、水液代谢等密切相关。肾虚可能导致水液代谢失调，进而引发肾衰竭。肾脏是身体的能量源泉和水液代谢的枢纽。我们可以把肾想象成一个水库，不仅储存水分，还提供生活所需的能量。当肾虚弱时，就像水库漏水，人体可能会感到疲惫，皮肤干燥等。

水湿停滞：肾脏是我们身体的过滤系统，帮助我们排出多余的水分和废物。当肾脏功能受损时，就像水管堵塞，水分不能流通，可能会引发水肿、尿量减少等问题。

气血瘀阻：气血是人体活动的动力，你可以把它想象成汽车的油。如果气血流通不畅，就像汽车送油不畅，汽车可能会熄火。气血流通不畅可能影响肾脏的血液供应，进一步导致肾脏组织缺氧和肾衰竭，继而引发其他系统的问题。

151. 中医如何辨证治疗急性肾衰竭

中医治疗急性肾衰竭是一个综合性的过程，它涉及对整个身体系统的认识和治疗。根据患者的具体症状和体质，中医辨证论治，选择不同的治疗方法，具有个性化特色。以下是最常见的三个证型。

（1）肾虚。常见疲乏无力、腰膝酸软、头晕耳鸣、皮肤干燥。肾虚可能导致水液代谢失调，肾阳虚则体内阳气不足，肾阴虚则体内阴液不足。

治则治法为补肾、益气、滋阴、温阳。肾阳虚可用金匮肾气丸，肾阴虚可用六味地黄丸。

（2）水湿停滞。常见水肿、尿量减少、体重增加、腹部胀满。肾脏功能受损，水液滞留体内，无法排泄是其主要病机。治则治法为利水、渗湿、行气。常用方剂如真武汤、五苓散等。

（3）气血瘀阻。常见胸闷、气短、下肢冷麻、舌质紫暗等。主要病机为气血流通不畅，肾脏血液供应受限，导致肾脏组织缺氧和损伤。治则治法为活血化瘀、通络行气。常用方剂如桃红四物汤、黄芪桂枝五物汤等。

152. 如何用推拿治疗急性肾衰竭

推拿是中医治疗的重要手段之一，可用于多种疾病的治疗，包括用于缓解急性肾衰竭的一些临床症状。推拿通过对人体的特定穴位进行按揉以刺激穴位来调整气血，促进机体的正常功能。常用的穴位有太溪、三阴交、足三里等。肾经走向从足底开始，经过内踝、腿、腰背部，与肾脏密切相关。沿肾经进行推拿，可以促进肾脏气血流通，减轻肾脏的负担，从而有助于肾脏功能的恢复。

153. 急性肾衰竭患者如何进行营养治疗

急性肾衰竭是一种复杂的医疗状态，需要精心设计的营养治疗来支持患者的康复。营养治疗的主要目的是满足患者的能量和营养需求，同时减轻肾脏的负担。以下是急性肾衰竭患者进行营养治疗的一些要点。

（1）限制蛋白质摄入。限制蛋白质的摄入量可以减轻肾脏的负担，但也要确保蛋白质的质量。过多的蛋白质摄入可能增加蛋白质代谢废物在血液中的积聚，加重肾脏的工作负担，因为肾脏需要过滤更多的氮废物（如尿素氮）。高生物价值蛋白质，如鸡蛋、奶制品和鱼类，含有人体所有必需氨基酸，相对于植物蛋白质，这些蛋白质的消化和吸收更有效。尽管减少蛋白质摄入量，但仍需要确保体内获得足够的高质量蛋白质来支持身体的生长、修复和免疫功能。

（2）确保充足的能量摄入。确保充足的能量摄入在急性肾衰竭的康复过程中是至关重要的。身体需要能量来支持基本生理功能，修复受损组织，维持免疫系统的正常运作，并提供日常活动所需的活力。可以选择全谷物如全麦面包、燕麦、糙米等含有丰富的纤维和营养成分的食物，相对于精致的谷物，其消化速度较慢，与健康脂肪和优质蛋白质相结合，能提供稳定的能量供应。新鲜的蔬菜和水果不仅提供必需的维生素和矿物质，还含有天然的杂粮碳水化合物，可以作为良好的能量来源。

（3）维持电解质和水的平衡。根据患者的肾脏功能和血液检查结果，有针对性地限制钾、钠和磷的摄入，着重监控患者的液体摄入和排泄，以防液体积聚或脱水。

（4）补充微量元素和维生素。疾病过程中应注意因为肾衰竭而出现的微量元素缺乏，如维生素 A、维生素 B 和铁等，同时根据病情变化予以相应的补充。

四、慢性肾衰竭的防治

154. 什么是慢性肾衰竭

慢性肾衰竭是一种广泛的、逐渐发展的疾病，肾脏功能随着时间的推移逐渐下降。慢性肾衰竭，已成为全球性的公共卫生问题，慢性肾脏病在普通人群中的发病率约为 10%。更让人担忧的是，大多数人对这一疾病缺乏了解，许多人因缺乏检查而不知自己已患病，甚至在不知不觉中发展到了尿毒症阶段。这意味着，有大量的患者在疾病早期阶段未及时诊断和治疗。

肾脏是我们体内的过滤器，负责清除血液中的废物、多余的液体和电解质。它们还有助于调节血压、红细胞生成和促进骨骼健康。慢性肾衰竭是肾脏功能逐渐丧失的过程。它可能需要数月甚至数年的时间才能显现。与急性肾衰竭相反，慢性肾衰竭不会突然发生，但也不容易逆转。

155. 慢性肾衰竭的病因有哪些

慢性肾衰竭的病因多种多样，主要有以下几方面。

（1）高血压。长期的高血压使得肾脏必须以更大的压力工作，这会逐渐损伤肾脏的过滤单元，导致肾脏无法有效地滤除血液中的废物和多余液体，进一步引发肾脏损伤。

（2）糖尿病。糖尿病可能会损伤肾脏的微小血管，使其无法有效过滤血液。这可能会导致蛋白质泄漏进尿液，蛋白尿是慢性肾脏疾病的早期迹象。长期未治疗，可能会导致进一步的肾脏损伤和功能丧失。

（3）自身免疫疾病。自身免疫疾病如红斑狼疮可能会攻击肾脏，导致肾脏炎症和损伤，影响肾脏的正常功能，并导致慢性肾衰竭。

（4）遗传因素。某些遗传疾病，如多囊肾，可能会影响肾脏的结构和功能，从而导致慢性肾衰竭。

（5）慢性肾小球肾炎。长期的肾小球肾炎可能会损伤肾脏的过滤单元，导致慢性肾衰竭。

（6）泌尿系统阻塞。如肾结石、肿瘤或前列腺肥大等会导致泌尿系统阻塞，长期阻塞可能会损伤肾脏，进一步引发肾衰竭。

（7）药物和毒素。长期接触某些药物和毒素可能会损伤肾脏。

例如，某些非处方止痛药，长期或过量使用可能会导致慢性肾脏损伤。

（8）重金属暴露。暴露于如铅、汞等重金属环境下可能会导致慢性肾脏损伤。

（9）严重感染。一些严重的感染，如艾滋病或肝炎，也可能会损伤肾脏。

156. 诊断慢性肾衰竭需要做的检查有哪些

慢性肾衰竭的诊断涉及多方面的检查和评估，其中包括血液生化分析、尿液分析以及影像学检查。

（1）血液生化分析。①血肌酐测定。肌酐是由肌肉代谢产生的代谢产物，其浓度反映肾小球滤过功能。通过监测血清中肌酐水平，可以初步评估肾脏的滤过能力。同时，可以通过肌酐水平来估算肾小球滤过率，为评估肾功能提供重要信息。②血尿素氮测定。高的血尿素氮水平可能反映肾脏蛋白质代谢障碍，是慢性肾衰竭的指标之一。③电解质分析。肾脏在电解质平衡中扮演着关键角色，因此对钠、钾、氯、钙、磷等电解质水平的监测有助于了解肾脏功能和可能的异常。

（2）尿液分析。①尿常规。通过分析尿液中的蛋白、红细胞、白细胞、细菌等，有助于确定慢性肾脏疾病的类型和程度。蛋白尿、血尿和白细胞尿是常见的肾功能异常的指标。②24小时尿蛋白定量。该测试反映肾脏蛋白质的漏失情况，是慢性肾病的重要指标之一。通过收集24小时内的尿液样本，可以准确评估蛋白尿的严重程度。③尿肌酐清除率测定。通过分析24小时内收集的尿液样本，可以准确评估肾脏的过滤功能，有助于更全面地了解肾脏在清除废物和维持体液平衡方面的能力。

（3）影像学检查。①肾脏超声。通过观察肾脏的大小、形态、回声及血流情况，可以初步评估肾脏的结构和功能。这对于检测肾脏肿瘤、囊肿、结石等异常很有帮助。② CT/MRI 扫描。这些影像学检查可以更深入地了解肾脏的结构，寻找可能的异常，如肿瘤、脓肿、血管异常等。特别是对于复杂的病变，这些检查能够提供更详细的信息。

157. 如何治疗慢性肾衰竭

治疗慢性肾衰竭的方法包括饮食调整、药物治疗、透析及肾脏移植等。

（1）饮食调整。①低盐饮食。限制钠的摄入有助于降低血压，减轻肾脏的负担。②低蛋白饮食。适度降低蛋白质摄入，有助于减轻肾脏过滤废物的负担。③钾、磷的限制。控制钾和磷的摄入以维持电解质平衡。④水分控制。根据尿量和肾脏功能调整水分摄入，防止水潴留。

（2）药物治疗。①控制血压。利用 ACE 抑制剂和 ARB 药物有助于降低血压，同时保护肾脏功能，预防进一步的损害。但应注意，在使用这些药物时应定期监测血肌酐变化，因为在一些情况下，它们可能导致血肌酐升高。②控制血糖。对于糖尿病引起的肾衰竭，密切控制血糖是至关重要的。这可能包括口服降糖药物或胰岛素治疗。③降脂治疗。通过药物控制血脂，降低动脉硬化的风险。④贫血管理。如有需要，可考虑使用促红细胞生成剂或铁剂治疗贫血。⑤维持电解质平衡。通过药物调整血液中的钠、钾、钙、磷水平，维持电解质平衡。

（3）透析。①血液透析。通过机器清除血液中的废物和多余液体，维持体液平衡。②腹膜透析。利用腹膜作为自然过滤器来排出废物和多余液体。

（4）肾脏移植。对于慢性肾衰竭晚期患者，肾移植可能是最佳的治疗选择。

158. 慢性肾衰竭如何分期

慢性肾衰竭可以参照慢性肾脏病的分期进行，主要根据肾小球滤过率来评估肾脏的过滤能力，分为以下 5 期。

第一期：GFR（肾小球滤过率）≥ 90mL/（min · 1.73m^2）。肾脏损伤表现但肾功能正常，通常通过其他肾脏损伤标志（例如蛋白尿或结构异常）来诊断。

第二期：GFR 60~89mL/（min · 1.73m^2）。轻度肾脏功能下降，可能伴有其他肾脏损伤标志。

第三期：GFR 30~59mL/（min · 1.73m^2）。中度肾脏功能下降，患者可能开始出现肾脏疾病的临床症状。

第四期：GFR 15~29mL/（min · 1.73m^2）。严重肾脏功能下降，患者需要准备接受肾脏替代治疗（如透析）或肾移植。

第五期：GFR < 15mL/（min · 1.73m^2）或终末期肾病（ESRD）。肾衰竭或失去肾功能，需要进行肾脏替代治疗（例如血液透析、腹膜透析）或肾移植。

159. 年轻人为什么也会得尿毒症

李先生，一个 28 岁的年轻职员，近期开始觉得异常疲劳，食欲也明显下降。他原以为是工作压力大和生活节奏快造成的，所以并没有太在意。然而，随着时间的推移，疲劳和虚弱的感觉并没有减轻，相反，他的双脚开始出现轻微水肿。

直到有一天，他的同事发现他面色苍白，行动迟缓，强烈建议他去医院检查。医生通过一系列的检查后，令人震惊的是李先生的肾功能已经严重受损，进入尿毒症阶段。

尿毒症是肾脏功能严重受损时的一种临床症候群。它是肾衰竭，尤其是急性或慢性肾衰竭晚期的一种表现。在这一阶段，肾脏无法有效地过滤和排泄体内的废物和多余的液体，导致一系列的代谢产物和毒素在血液中积累。尿毒症可能会引发全身多个器官系统的病理改变和功能障碍，包括消化系统、神经系统、心血管系统、呼吸系统等。未经及时处理，尿毒症可能危及生命。

年轻、充满活力的李先生怎么会得尿毒症，这是一个值得深思的问题。然而，这个案例揭示了一个重要的临床现实：慢性肾衰竭可能会无声无息地进展，直至发展到尿毒症阶段。

慢性肾衰竭可能在早期阶段没有明显的症状。肾脏具有强大的适应能力，即使在部分功能受损的情况下，也可以继续执行其职责。正因为如此，许多人可能在日常生活中并没注意到肾脏功能的逐渐衰竭。

160. 尿毒症的早期症状有哪些

（1）尿量改变。早期可能会有尿量减少或夜尿增多。患者可能会感到尿液排出不畅或夜间频繁上厕所。

（2）水肿。脸部和下肢出现轻度水肿，尤其是早晨。这是因为肾脏无法有效排出体内的水分和废物。

（3）乏力和疲劳。肾脏无法有效清除体内废物，可能会引发全身疲劳。

（4）高血压。肾脏影响血压调节，可能出现血压升高的情况，还可能会出现头痛、头晕等症状。

（5）消化不良。肾脏功能受损可能导致消化系统问题，包括食欲减退、恶心、呕吐等。

（6）皮肤瘙痒。因为体内毒素积累可能导致皮肤干燥和瘙痒。

（7）贫血。肾脏无法制造足够的促红细胞生成素，导致贫血。

患者可能会出现乏力、气短和心悸等症状。

161. 如何及时发现尿毒症

如何及时发现尿毒症是保护肾脏健康的关键，以下是一些方法和建议，帮助早期发现潜在的肾功能问题。

（1）定期体检。定期进行全面的体检，包括血液和尿液检查，是发现慢性肾衰竭早期迹象的有效手段。这些检查可以评估肾功能、监测血液中的废物含量，以及检测尿液是否存在异常，如蛋白尿、血尿等。特别是肌酐和尿素氮是常用的指标，能够反映肾小球滤过率和废物排泄情况。

（2）关注高风险因素。有一些慢性疾病，如糖尿病、高血压等，会增加慢性肾衰竭的风险。对于这些高风险人群，建议定期接受肾功能检查，以及血压和血糖的监测。通过早期的干预，可以有效控制这些慢性疾病对肾脏的不良影响。

（3）留意体征和症状。注意身体的变化和不适感，及时察觉早期症状，包括疲劳、水肿、高血压、蛋白尿等，并及时寻求医疗评估。这对于发现潜在的肾脏问题非常重要。

（4）家族史调查。了解是否有肾脏疾病的家族史。一些遗传性肾脏疾病可能会增加个体的患病风险，因此在有家族史的情况下，更应该加强对肾脏健康的关注。

162. 尿毒症中的"毒"究竟是什么

尿毒症这个名词听起来似乎和"毒素"有关，尿毒症中的"毒"并不是我们日常生活中的毒药或化学物质，而是肾脏功能衰竭时体内无法排出的废物和有害物质。了解这些"毒"对于提高人们对肾脏疾病的认识和预防尿毒症具有重要意义。但许多人可能不知道其中的

"毒"究竟是什么？这里我们介绍一下尿毒症中的"毒"究竟指的是哪些物质。

尿毒症的"毒"主要包含 3 类物质。

（1）小分子毒素。①尿素氮、肌酐。②钾离子和氢离子。③蛋白质代谢后产物。④酚类物质、色氨酸代谢产物。

（2）中分子毒素。包括高浓度的正常代谢产物、结构正常的高浓度激素、细胞代谢紊乱产生的多肽酶等。这些物质可能导致神经病变、尿毒症性脑病、免疫功能降低、性功能障碍等。

（3）大分子毒素。主要为蛋白类和多肽类，这些毒素与尿毒症产生的中枢神经系统功能障碍、软组织钙化或坏死、骨病、贫血等有关。

163. 老年人夜尿多与慢性肾衰竭有什么关系

退休的王先生，是一位 65 岁的男性老人，近几个月来，逐渐发现自己的夜尿次数增加，几乎每晚需要起床三四次上厕所。最初，他以为这只是老年人的常见问题，但随着时间的推移，夜尿的次数不断增加，并且伴随着疲劳和尿液变淡的症状。最后他决定去医院就诊，经过全面检查，包括血液和尿液分析，确诊为慢性肾衰竭的初期阶段。幸运的是，通过及时的干预和治疗，他的病情得到了控制。

夜尿多是许多老年人的常见症状，但是，这个问题可能并不像大家想象的那样普通。有时，夜尿多可能是慢性肾衰竭的早期迹象。

（1）夜尿多的机制非常复杂，可能涉及以下几个方面。①肾小管功能下降。肾小管在调节尿液浓度和尿量方面起关键作用。随着年龄的增长，肾小管可能会受损，导致夜间排尿量增加。②心血管系统问题。心血管疾病也可能影响排尿，因为心脏和肾脏之间有密切的联系。③激素水平改变。抗利尿激素分泌的减少可能会增加夜尿的次数。

（2）怎样鉴别是不是慢性肾衰竭引起的夜尿多。①观察症状。除了夜尿多，如果伴有疲劳、尿液变淡、腰痛等其他症状就应引起重视。②了解饮食和生活习惯。需要排除过多液体摄入或晚间饮水导致的夜尿多。③进行医学检查。血液和尿液分析可以准确了解肾脏功能状态。

夜尿多是一个不可以被忽略的问题。对于老年人来说，尤其需要注意，这可能是慢性肾衰竭的早期信号。

164. 慢性肾衰竭患者日常需要注意什么

慢性肾衰竭是一种常见的肾脏疾病晚期症状，由多种原因引起，是一个渐进的过程，可以通过一些有效措施来防治或延缓病情发展。以下是慢性肾衰竭患者应注意的几个方面。

（1）及时诊断和治疗原发病。慢性肾衰竭常见的原发病是慢性肾小球肾炎，占约65%。及时准确的诊断和治疗原发病是防治慢性肾衰竭的关键一环。如果原发病得到良好的控制和治疗，肾脏功能有望得到改善。

（2）防止感冒和感染。感冒和感染可能使慢性肾炎症状加重，因此在日常生活中应十分重视防治感冒。适当的锻炼和保持健康的生活方式可以增强免疫功能，从而降低感冒和感染的风险。

（3）劳逸结合，避免过度劳累。人们在劳累后，体内代谢产物增多，增加了肾脏的工作量。对于慢性肾衰竭患者来说，过度的劳累可能会促使病情加重。因此，劳逸结合，适当休息有助于肾脏功能的康复。

（4）药物的合理使用。某些药物，包括某些中药，可能对肾脏有毒性作用。慢性肾衰竭患者应避免随意服用某些消炎、镇痛药，如庆大霉素类抗生素，以及某些含钾、汞的药物和一些中药。

（5）利用中药促进康复。中医通过辨证论治可以阻止病情加重和病变发展，促进康复。患者可使用一些中药，如黄芪、西洋参、大黄等，以改善肾功能，增强机体的抗病能力。

（6）饮食的调整与营养补充。慢性肾衰竭患者常伴有营养不良。合理的饮食调整，如选择鸡蛋、牛奶、瘦肉、新鲜蔬菜等食物，可以改善营养状况。同时，应避免吃"发物"，如狗肉、虾、螃蟹等，并戒烟禁酒。

慢性肾衰竭是一个复杂的健康问题，需要长期和综合的管理。通过以上措施，及时治疗原发病、防止感冒、合理使用药物、适当锻炼和饮食调整等，可以有效地防治或延缓慢性肾衰竭的发展。正如严晓华教授所强调的，每个人的体质状况都是独特的，因此最好的做法是在专业医师的指导下进行个体化的治疗和生活方式调整。

165. 慢性肾衰竭患者饮食要注意什么

慢性肾衰竭患者的饮食管理不仅涉及疾病的控制，还关乎生活质量的提高。合理的饮食有助于维持身体功能，增强抵抗力，并减缓病情发展。以下是一些重要的饮食原则和具体措施。

（1）优质低蛋白饮食。①限制蛋白质摄入。限制蛋白质摄入可阻断或减缓肾衰竭的过程，降低氮质毒素的潴留量。②选择优质蛋白。优质蛋白如鸡肉、鱼类、牛奶等含有较高的必需氨基酸，但含氮物质较少，适合作为蛋白质来源。③限制植物蛋白。玉米、面粉、干豆类、豆制品类等应严格控制，以防肾功能继续恶化。

（2）确保充足的热量摄入。①选择合适的碳水化合物。小麦淀粉、玉米淀粉、土豆淀粉等可作为主要热量来源，提供充足的热量。②增加热量丰富的食物。土豆、山药、芋头、地瓜、藕等热量高、蛋白质低的食品是理想选择。③食用油以植物油为主。选择植物油作为主要脂肪来源，它可以提供不饱和脂肪酸，满足身体的热量需求。

（3）钠与钾盐的平衡摄入。①个性化钠盐管理。根据血压和水肿情况调整钠盐摄入。②钾盐控制。如果血钾偏高，应限制某些高钾水果和蔬菜的摄入，如香蕉、柑橙、山楂等。

（4）钙与磷的合理摄入。①提高钙的摄入。选择牛奶、绿叶蔬菜、芝麻酱等食物。②降低磷的摄入。避免鸡蛋黄、猪肝、奶油等高磷食品的摄入。

（5）液体的平衡摄入。①量化管理。每日入液量应与排尿量相平衡，视具体病情灵活调整。②特殊病症调整。如发热、呕吐、腹泻等，应适量增加液体补充。

（6）维生素的补充。①补充 B 族维生素和维生素 C，以维持身体的基本功能。②避免维生素 A 的摄入，因为其可能对肾脏有害。

（7）食品的选择与搭配。①选择新鲜食材，合理调配口味以增加食欲。②烹饪方式应多样化，这样可以增加患者的食欲。③避免高钾、高磷的调味品，如味精、酱油等。

慢性肾衰竭患者的饮食管理是一项综合性的工程，通过全面的营养方案，可以有效维持患者的整体健康，提高生活质量。

166. 慢性肾衰竭患者可以喝茶吗

茶是世界各地都广受欢迎的饮品，不过，对于慢性肾衰竭患者来说，到底能不能喝茶呢？

茶叶中含有许多生物活性成分，如茶碱和鞣质酸等，这些成分对人体具有复杂的影响。过多饮浓茶可能使人体神经系统兴奋过度，加重心脏和肾脏的负担；浓茶还可能促进胃泌素分泌，诱发消化性溃疡；另外，茶中的鞣质酸易与铁结合，减少造血因子铁的吸收，这对慢性肾衰竭患者来说尤为关键，因为他们不同程度存在贫血的问题，饮茶可能会影响铁剂治疗贫血的效果。

对于慢性肾衰竭患者，饮茶需要更为谨慎。以下是一些具体建议。

（1）减少或避免饮茶。鉴于茶可能对铁的吸收造成影响，不利于贫血的治疗，慢性肾功能不全的患者最好减少喝茶次数或者干脆不喝。

（2）注意饮茶时间。不应在饭后立即喝茶，最佳时间是饭后半小时至 1 小时。

（3）控制饮茶量。喝茶的量不宜过多，一般以一次 300~400mL 为宜。

（4）注意泡茶温度。使用冷却至 90℃的开水泡茶最佳，不仅可减少茶叶中维生素 C 的破坏，而且能保持茶叶特有的香味。

167. 中药灌肠降肌酐的机制是什么

中药灌肠降肌酐为慢性肾衰竭的治疗提供了一种独特的替代方法。那么，这种方法究竟是什么，它是如何工作的呢？

中药灌肠降肌酐是一种利用中药，通过灌肠的方式来降低血液中肌酐水平的治疗方法。中药灌肠降肌酐常用的药物组合包括附子 10g、大黄 10g、蚕沙 30g、蒲公英 30g、白花蛇舌草 30g、丹参 30g、牡蛎 30g 等，下面我们来具体分析一下这个灌肠组方。

附子：温中助火、补虚散寒。在治疗慢性肾衰竭方面，附子可以温肾助阳，增强肾脏的排毒能力。

大黄：泻火通便、清热解毒。在慢性肾衰竭的治疗中，大黄可以辅助清除体内积聚的湿热毒素。

蚕沙：清肺化痰、化湿利水。它可以助力肾脏排出多余的水分和毒素，从而有助于降低血肌酐水平。

蒲公英：清热解毒、消肿利尿。这种草药在治疗肾衰竭时能帮助排除肾脏毒素。

白花蛇舌草：清热疏肝、利湿通淋。在这个方剂中，它可以帮助清理肾脏的湿热。

丹参：活血化瘀、清热凉血。丹参能促进肾脏血液循环，改善肾脏功能。

牡蛎：镇肝潜阳、软坚散结。

灌肠组方兼顾了清热解毒、利水通淋、活血化瘀、温肾助阳等多重治疗效果。各药物共同作用，针对慢性肾衰竭患者的肾脏湿热、毒素积聚、血液淤滞等问题，实现了整体调理，促进肾脏排毒，从而达到降低肌酐的目的，主要用于慢性肾衰竭患者，尤其是那些血肌酐升高的患者。

中药灌肠降肌酐治疗相对安全，但最好在专业医师的指导下进行，以确保最佳的效果和安全性。

168. 中医如何调理慢性肾衰竭

慢性肾衰竭是一种常见的肾脏疾病，患者往往出现胃脘胀满、嗳气恶心、食欲减退等消化道症状。在中医理论中，脾胃是"后天之本"，是人体气血生化的主要场所。脾的主要功能是运化水谷精微，将其转化为精气。在这个过程中，清者升至肺脏散布全身，浊者下输于肾。升清降浊是脾脏的基本功能，升清即将清纯的食物精微升发，降浊则是将浊质下行排出体外。因此，对于慢性肾衰竭（CRF）患者来说，严晓华教授强调调理脾胃不仅是解决消化道问题的关键，更有助于促进整体健康和增强体质。慢性肾衰竭常常伴随着体内毒素的积累和排泄功能的下降，表现为浊气停留、水液停滞等症状。中医理论强调脾胃的升清降浊功能，脾胃健康则清气上升，浊气下降，反之则可能导致全身疾病的发生和加重。慢性肾衰竭患者往往伴有血肌酐升高的情况。脾脏升清降浊功能的正常发挥，可以帮助清除体内多余的水分和废物，减轻肾脏的负担，有利于血肌酐的下降。

（1）健脾升清。治本之法。中医理论中，脾胃为"后天之本"，升清降浊是脾的重要功能。强调健脾升清，是提升脾脏功能的治本之道。严晓华教授常用的药物如党参、白术、山药、葛根、黄芪等，都具有健脾益气的特点。它们能增强消化吸收，促进水液代谢，改善肾脏功能，降低血肌酐，为血肌酐稳定下降提供长期保障。

（2）利湿化浊。治标之法。治标的方法主要针对慢性肾衰竭引起的湿浊停留，选择具有利湿化浊效果的药物。严晓华教授常用大黄、土茯苓、虎杖、茵陈等。短期内降低肌酐效果较好，可以迅速减轻体内湿浊，缓解症状。

健脾升清强化了体质，利湿化浊迅速减轻症状，二者协同作用，提高治疗效果。健脾升清可获得稳定的长期疗效，利湿化浊短期效果好，长期治疗需要配合健脾升清以获得更稳定的效果。

除了药物治疗，还可以通过调整饮食习惯来改善该病。选用易消化、温和的食物，避免过于油腻、辛辣的食物，从而保护脾胃，增强脾胃升清降浊的功能。同时，也需要注意情志调护，情志不畅也可损伤脾胃，合适的心理干预，保持情志舒畅，有助于脾胃正常功能的发挥。

慢性肾衰竭是一种复杂的疾病，中医治疗依照升清降浊的原则，结合健脾益气和利湿化浊的方法，兼顾疾病的本质和表现，疗效显著，是慢性肾衰竭常用的中医治疗方法。

169. 老年慢性肾衰竭的治疗原则是什么

对于老年人来说，慢性肾衰竭的治疗更加复杂和敏感。以下，我们深入探讨老年人慢性肾衰竭的治疗，尤其是以下三个关键的治疗原则。

（1）治疗引起肾衰竭的原发病。糖尿病患者需要严格控制血糖，以防止肾脏疾病的发生。如果已经发生慢性肾衰竭，需要特别注意避免低血糖的发生。在饮食疗法难以控制血糖时，应该改用胰岛素。

（2）控制慢性肾衰竭恶化的危险因素。①高血压。过去人们担心过度降压可能导致肾血流量减少，但最新研究显示，充分降压可以有效控制肾功能恶化。②蛋白尿和高脂血症。这些也是肾衰竭的危险因素，必须予以治疗。例如，使用他汀类降脂药可以减缓肾功能损害的进程。

（3）治疗并发症。①贫血。慢性肾衰竭患者可能因为多种因素引起贫血。严重贫血可能会加速肾功能的下降，因此需要使用促红细胞生成素进行治疗。②高钾血症和高尿酸血症。这些问题可能需要药物干预，但要注意患者的具体情况，避免不必要的副作用。

此外，患者的饮食和日常管理也需要在医生指导下进行，以便控制病情的进展，提高生活质量。

170. 如何中西医结合预防慢性肾衰竭

慢性肾衰竭是一种复杂的多系统损伤疾病，表现为多脏器、多系统的综合病症，其临床表现复杂多变，很难通过单一方法或药物实现治疗效果。这里针对中西医结合的三级防治措施，简要说明如何综合运用中西医方法来防治慢性肾衰竭（CRF）。

（1）一级防治。①针对处在早期肾损害阶段的患者，血肌酐在133~177μmol/L范围内，治疗手段是先尝试中医中药。②通过中医理论，重点保护肾功能，例如，对于肾穿刺诊断为局灶节段硬化性肾病的患者，及早中医干预，以防CRF的发生。③如果纯中医治疗无效，中西医结合治疗可加强效果。

（2）二级防治。①针对肾功能不全失代偿期患者，血肌酐在186~442 μmol/L 范围的治疗重点是明确诊断和治疗原发病，同时使用中医辨证论治来保护肾功能。②明确诊断原发病，进行肾穿刺等检查，对可能的原发病进行治疗。③如果血肌酐在 300 μmol/L 以下，中医中药治疗疗效最好，采用平补平泻、补益肾元、和络泄浊等方法。

（3）三级防治。①针对肾衰竭期但尚未透析的患者，血肌酐在451~707 μmol/L 范围的治疗重点在于维持水、电解质平衡，纠正酸中毒和肾性贫血。②中西医结合，控制血压，纠正水和电解质的不平衡等。使用静滴、灌肠等综合手段。

（4）中医治疗。①重视和胃泄浊，根据症状选用不同方剂。②重视辨证，根据风寒、湿热等不同表现选用相应治疗手段。③慎用温补，适当使用大黄等泻浊药物。④合理将多种治疗方式结合起来进行综合治疗。

慢性肾衰竭的防治需要多角度、多层次的干预，中西医结合治疗充分发挥了中医的整体调理优势，结合西医的精确诊断优势，为病人提供了全方位的防治措施。在临床实践中，医生应根据病人的具体情况和疾病阶段，灵活运用各种手段，力求达到最佳治疗效果。

171. 慢性肾衰竭患者可以进行哪些运动

慢性肾衰竭患者通常存在许多运动限制。虽然疾病可能使患者的活动受限，但适当的锻炼确实可以提供许多身体和心理健康的益处。以下是一些慢性肾衰竭患者可以尝试的运动，以及如何安全地进行锻炼的指导。

（1）适合的运动类型。①散步。对于许多慢性疾病患者来说，散步都是一种非常好的锻炼方式。它不仅可以促进心血管健康，还能改善情绪和增强肌肉力量。②游泳。游泳是一项低冲击力的运动，特别适合关节问题的患者。游泳还有助于提高心肺耐力，增强上下肢肌肉力量。③少林八段锦。少林八段锦通过各种温和的伸展和深呼吸练习，可以增加柔韧性，减轻压力，提高身体平衡能力。④静坐冥想。虽然不是传统的运动，但静坐冥想可以帮助患者集中精力，减轻压力。

（2）运动的重要性。①改善心血管健康。温和的有氧运动有助于增强心肺功能。②增强肌肉和骨骼力量。锻炼可以提高肌肉和骨骼力量，提高生活质量。③减轻压力和焦虑。锻炼可令人放松，对心理健康有益。

（3）锻炼建议与注意事项。①咨询医生。在开始任何新锻炼程序之前，先与医生或康复治疗师讨论以确保锻炼的安全性。②缓慢开始。逐渐增加锻炼的强度和持续时间，避免过度劳累。③持续监测。监控体重、血压和其他重要指标，确保锻炼计划与整体治疗方案相匹配。④保持水分平衡。运动期间保持适当的水分平衡，但要遵循医生关于液体摄入的指导。

172. 豆制品适合慢性肾衰竭患者食用吗

慢性肾衰竭患者的饮食治疗中，控制蛋白质摄入是关键一环。那么，豆制品作为蛋白质的丰富来源是否适合肾衰竭病人呢？

肾衰竭病人需满足机体对蛋白质的基本需求，同时尽量减少蛋白质摄入，以减轻肾脏负担。摄入过多的蛋白质可能增加肾脏负担，造成尿素氮升高；蛋白质摄入不足则可能造成营养不良，促使血肌酐增高。一般认为，动物蛋白质如鱼、肉、蛋等属于优质蛋白质，而植物蛋白质在体内产生的代谢产物多，可能会加重肾脏负担。因此，肾脏疾病患者通常应避免食用植物蛋白。大豆及豆制品含蛋白质高达35%~40%，传统上被视为肾衰竭患者应禁食的食品。

但是，几年的研究发现，大豆蛋白质与某些动物蛋白质相比，并未对肾功能造成不利影响，反而有利于肾功能的恢复。大豆蛋白质被归类为高级蛋白质，因为其所含必需氨基酸的比例较高，与人体需要的氨基酸构成非常相似。尤其是其中的必需氨基酸种类完备、量足、比例适当，符合高质量蛋白质的标准。大豆及其制品的消化吸收率相当高，大豆为75%，豆腐为90%以上。临床研究显示，不同于动物蛋白质，大豆蛋白对肾血管的扩张影响甚微，可以减少肾衰竭患者的一些肾功能指标，比如尿蛋白排泄率和肾小球滤过率。与动物蛋白相比，大豆蛋白对肾脏的保护效果更显著。大豆中的异黄酮成分有助于抗氧化、降低血脂，并能修正血脂代谢异常，因此可以减缓肾脏硬化进程，保护肾功能。

肾衰竭患者在限制总蛋白质摄取时，可以用大豆及其制品替代动物源食品。这样做不仅能丰富患者的饮食选择，更关键的是能够有效减缓病情恶化，稳定和改善病情。通过上述分析，大豆蛋白质和大豆制品的选择，为慢性肾衰竭患者的饮食管理提供了新的方向和可能性。

因此，大豆及豆制品并非肾衰竭患者的绝对禁忌，反而可能有效延缓疾病进展、稳定病情。肾衰竭患者在专业营养师或医师的指导下，可以适量食用豆制品，不但可以增加食物种类，还可以促进身体健康。

173. 慢性肾衰竭患者的食疗方有哪些

慢性肾衰竭患者在限制蛋白质摄入的同时，可用大豆及豆制品代替动物食品。例如，食疗方"海鲜豆腐汤"和"琼花虾仁汤"可以为慢性肾衰竭患者提供丰富的营养。

海鲜豆腐汤

材料：豆腐150g，海带50g，黑木耳20g，鲍鱼2个，胡萝卜50g，上汤500mL，盐、胡椒粉各适量。

做法：豆腐切块，海带、黑木耳提前浸泡，切小段；胡萝卜切片，鲍鱼洗净切块。锅中加入上汤，放入豆腐、海带、黑木耳、胡萝卜、鲍鱼；煮沸后改小火煮 20min，加盐、胡椒粉调味即可。

功效：这款汤液含有海带和豆腐，营养丰富，有助于提供植物蛋白和矿物质，适合慢性肾衰竭患者食用。

琼花虾仁汤

材料：馄饨皮、猪肉、虾仁各 40g，鸡蛋 1 个，豆腐 100g，青菜 50g，胡萝卜少许，上汤 500mL，淀粉、猪油、盐、葱、味精各适量。

做法：将虾仁和猪肉剁碎，加入半个鸡蛋，放入少许葱、盐、味精、淀粉拌匀，用馄饨皮包成馄饨。将剩下的半个鸡蛋打散放在豆腐中，加味精、盐、猪油、淀粉拌匀，倒入菜盘中，上面放胡萝卜、青菜叶，隔水蒸熟。用锅煮 1 大碗水，加味精、盐，水沸后倒入馄饨，煮 10min。倒入菜盘中的各物即成。

功效：补肾益精，适合慢性肾衰竭患者食用。

174. 慢性肾衰竭可逆吗

慢性肾衰竭是世界疑难病，致死率极高，许多患者往往忽视早期症状，直到疾病晚期才求医。然而，一些肾衰竭患者的肾功能损伤实际上存在一定的可逆性。了解和及时发现这些可逆的信号，对于挽救患者的肾功能和生活质量具有重要意义。

（1）可能的可逆信号。①基础病变。狼疮性肾炎、血管炎相关性肾炎、新月体性肾炎等的基础病变可能是可逆的。②梗阻因素。泌尿系统的结石、肿瘤、前列腺肥大等引发的梗阻导致的肾损伤，通过及时干预，肾功能可能有所恢复。③合并症。严重的感染、心力衰竭、高血压等可加速肾功能的恶化，及时纠正这些因素，可能使肾功能有不同程度的恢复。④肾脏低灌注。脱水、失血、低血压等可能造成肾脏低灌注，及时治疗可恢复肾功能。⑤药物因素。肾毒性药物（如抗生素、抗肿瘤药物、解热镇痛药等）均易引起肾损伤，停用或更换合适的药物，肾功能可能会恢复。

（2）如何判断肾功能是否可逆。首次诊断肾衰竭的患者应详细询问病史，全面体检，寻找是否存在肾功能可逆因素。特别是肾脏体积正常或略偏大的病人，更应关注是否存在急性、活动性的基础病变。必要时，应迅速进行肾穿刺活检，以确定诊断，为有针对性的治疗赢得时间。

部分慢性肾衰竭患者在及时、适当的干预下可能得到一定程度的恢复，但这并不意味着所有的肾衰竭都可以逆转。加强肾衰竭的早期预防和诊断也是减轻肾功能损伤和提高患者生活质量的关键。

175. 慢性肾衰竭患者应如何选择透析方案

透析是一种生命的维持治疗，用于替代部分肾脏功能。当人体的肾脏无法正常工作时，透析有助于排出体内的废物和多余的液体。但是，透析方式有何不同、各有什么利弊、患者应如何选择，下面我们来详细了解一下。

（1）何时开始透析。透析通常在患者患有严重的肾衰竭时开始。当肾小球滤过率降至一定水平，通常在 $29mL/(min \cdot 1.73m^2)$ 以下时，表明肾功能严重受损，可能需考虑开始透析治疗。体内尿素氮、肌酐等代谢废物的积累到达一定程度，出现尿毒症，这通常是启动透析治疗的一个重要指标。出现严重肾衰竭的相关症状，如恶心、呕吐、乏力、心肺功能不全等，也可能触发透析治疗的需求。医生会结合患者的病情和生活质量需求，综合考虑是否开始透析治疗。

（2）透析的主要方式。①血液透析。血液透析适用于急性和慢性肾衰竭患者。这种过程涉及将血液从体内引流到透析器中，透析器通过清除废物和多余水分来净化血液，然后将净化后的血液重新输回体内。血液透析通常在医院进行，可能会对心血管系统有较高的要求。在医院或透析中心进行，有专业人员监控，清除废物效率较高。但需要频繁往返透析中心，每周通常3次，对用于透析通路的血管会造成伤害。②腹膜透析。腹膜透析是使用患者的腹膜作为半渗透膜来移除毒素和多余的水分。这个过程可以在家中进行，但需要注意操作和卫生条件，以免引发腹膜炎等并发症。腹膜透析可以在家中进行，更加灵活，较温和，更适合心脏问题的患者。但需要自我管理，有腹膜感染风险，清除废物效率可能较低。

（3）患者如何选择透析方式。选择透析方式需要结合患者的情况和医生的建议而定。①生活方式。患者的工作、家庭和社交需求可能会影响选择。②健康状况。不同透析方式适合不同的健康状况。③个人偏好。有些人可能更喜欢在家中透析，而有些人可能更倾向于在医院或透析中心进行。④医生建议。医生会根据患者的具体状况推荐适合的透析方式。

176. 肾移植手术前和手术后需要注意什么

肾移植是一种外科手术，用于治疗末期肾衰竭的患者。在许多情况下，肾移植可以提供更好的生活质量和更长的生存期。那么，什么是肾移植，肾移植手术前和手术后又应注意什么呢？

（1）肾移植是一种将健康肾脏从一个人体（捐赠者）移植到另一个人体（受体）的手术。捐赠者可以是活体或者已故的。手术的目的是替换患者不再工作的肾脏，从而使患者无需再进行长期透析治疗。

（2）肾移植前需要注意以下几个方面。①选择合适的捐赠者。找到与受体相匹配的捐赠者至关重要。血型和组织相容性都是关键因素。②全面评估。患者必须接受全面的身体检查，以确保身体状况适合进行移植。③生活方式调整。可能需要调整饮食和锻炼习惯，戒烟等。④了解手术过程和风险。与医生和移植团队充分沟通，了解手术的过程和可能的风险。肾移植手术通常需要 3~5h。受体的损坏肾脏通常不会被移除，植入的肾脏将被放置在腹腔内，医生将新肾连接到血管和输尿管，替代受损肾脏的功能。

（3）肾移植手术后需要注意以下几个方面。①药物治疗。患者将需要终身服用免疫抑制药物，以防产生排异反应。②定期随访。必须定期进行血液检测和身体检查，以监测新肾的功能。③生活方式调整。持续健康的饮食和锻炼习惯。④观察并报告任何不适。任何新的或异常的症状都应立即报告给医生。

肾移植为许多末期肾衰竭患者提供了新的希望和更好的生活质量。通过与专业的医疗团队紧密合作，遵循适当的指导和注意事项，许多患者可以成功接受肾移植并享有健康的生活。